Hefte zur Unfallheilkunde
Beihefte zur Zeitschrift „Unfallheilkunde/
Traumatology"

Herausgegeben von J. Rehn und L. Schweiberer

150

E. Jonasch   E. Bertel

Verletzungen bei Kindern bis zum 14. Lebensjahr

Medizinisch-statistische Studie
über 263166 Verletzte

Mit 5 Abbildungen und 188 Tabellen

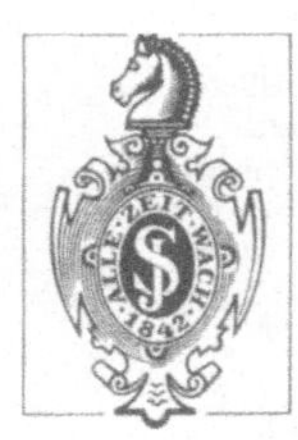

Springer-Verlag
Berlin Heidelberg New York 1981

Reihenherausgeber

Prof. Dr. Jörg Rehn, Chirurgische Klinik und Poliklinik
der Berufsgenossenschaftlichen Krankenanstalten „Bergmannsheil"
Hunscheidtstraße 1, D-4630 Bochum

Prof. Dr. Leonhard Schweiberer, Direktor der Abteilung für Unfall-
chrirurgie der Chirurgischen Universitätsklinik, D-6650 Homburg/Saar

Autoren

Dr. sc. med. Erich Jonasch
Dozent für Unfallchirurgie an der Universität Wien,
Hernalser Hauptstraße 43, A-1170 Wien

Dr. Ernst Bertel
Adalbert-Stifter-Straße 65, A-1200 Wien

ISBN-13: 978-3-540-10476-6   e-ISBN-13: 978-3-642-95381-1
DOI: 10.1007/ 978-3-642-95381-1

CIP-Kurztitelaufnahme der Deutschen Bibliothek. Jonasch, Erich: Verletzungen bei Kindern bis zum
14. [vierzehnten] Lebensjahr / E. Jonasch ; E. Bertel. – Berlin ; Heidelberg ; New York : Springer, 1981.
ca. 180 S. (Hefte zur Unfallheilkunde ; 150)

NE: Bertel. Ernst: GT

Das Werk ist urheberrechtlich geschützt. Die dadurch begründeten Rechte, insbesondere die der Über-
setzung, des Nachdruckes, der Entnahme von Abbildungen, der Funksendung, der Wiedergabe auf
photomechanischem oder ähnlichem Wege und der Speicherung in Datenverarbeitungsanlagen bleiben,
auch bei nur auszugsweiser Verwertung vorbehalten. Die Vergütungsansprüche des § 54, Abs. 2 UrhG
werden durch die 'Verwertungsgesellschaft Wort', München, wahrgenommen.
© by Springer-Verlag Berlin Heidelberg 1981

Die Wiedergabe von Gebrauchsnamen, Handelsnamen, Warenbezeichnungen usw. in diesem Buch
berechtigt auch ohne besondere Kennzeichnung nicht zu der Annahme, daß solche Namen im Sinne der
Warenzeichen- und Markenschutz-Gesetzgebung als frei zu betrachten wären und daher von jedermann
benutzt werden dürften.
Druck- und Bindearbeiten: Beltz Offsetdruckerei, Hemsbach/Bergstr.

Geleitwort

Die Medizinische Dokumentation der Allgemeinen Unfallversicherungsanstalt hat seit Beginn ihres Bestehens 3,5 Millionen Fälle aus den anstaltseigenen Behandlungseinrichtungen (Unfallkrankenhäusern) hinsichtlich Anamnese, Diagnose und Therapie gespeichert, und es war daher sehr zu begrüssen, daß die Verfasser wenigstens einen Teil dieses großen Schatzes gehoben und aufbereitet haben. Sie haben dabei einen Sektor der Unfallchirurgie gewählt, der statistisch bisher ziemlich vernachlässigt wurde; nicht zuletzt deshalb, weil die Zahl der verfügbaren einschlägigen Fälle jeweils nicht sehr groß war. Wie in der Einleitung angeführt, umfaßt die größte von den Autoren ausfindig gemachte Statistik ca. 51.000 Kinderunfälle, ein Fünftel der vorliegenden Studie.

Wenn auch die Statistik in den letzten Jahren in zunehmendem Maße Eingang in die medizinische Wissenschaft gefunden hat und es heute unerläßlich ist, daß der wissenschaftlich tätige Arzt zumindest die Grundbegriffe der Statistik beherrscht, werden statische Arbeiten noch immer nicht gerne gelesen. Es wäre schade, wenn das vorliegende Buch ein solches Schicksal erfahren würde, sind die Auswertungen doch sehr interessant und auf Grund der großen Zahl von nicht zu unterschätzender Aussagekraft. Aus diesem Grunde wünsche ich dem Buch weite Verbreitung und gebührende Beachtung.

OMR Dr. med. W. KRÖSL
Ärztlicher Direktor der Allgemeinen
Unfallversicherungsanstalt Österreichs

Vorwort

Eine *umfassende Unfallstatistik* über die verschiedenen möglichen Verletzungen, seinen es Knochenbrüche oder Verrenkungen oder nur einfache Prellungen usw. bei Kindern und Erwachsenen *gibt es nicht.* Die vorhandenen Statistiken beschränken sich auf Unfallursachen oder einzelne Verletzungsarten, wobei die geringe Anzahl der Fälle nicht aussagekräftig ist.

Mit diesem Buch haben die Verfasser versucht, diese Lücke im unfallchirurgischen Schrifttum zu schließen. Gleichzeitig soll dadurch eine Anregung gegeben werden, wie *international* eine traumatologische Statistik aufgebaut werden kann.

Wien, Februar 1981

E. Jonasch
E. Bertel

Inhaltsverzeichnis

VIII

Allgemeiner Teil

Literaturübersicht

Die bisher veröffentlichten Statistiken über Kinderunfälle sind untereinander nicht vergleichbar, da sie nach verschiedenen Gesichtspunkten ausgewertet wurden. Die meisten befassen sich mit den Todesfällen, wenige mit den Unfallursachen und nur einzelne mit den verschiedenen Verletzungsarten und hier wieder fast ausschließlich von stationär behandelten verletzten Kindern.

Born [3] bearbeitete 3 210 stationär und ambulant behandelte Kinderunfälle, die in 10 Jahren an der Chir. Univ.-Klinik Kiel behandelt wurden. Die Mortalität lag bei 1,2%.

Keddy [12] überblickt 17 141 Kinderunfälle. Als häufigste Unfallursache fand er den Sturz mit 33,1% und den Straßenverkehr mit 8,0%. Die Altersspitze der Kinderunfälle liegt in Kanada zwischen dem 2. und 4. Lebensjahr.

Marcusson [15] weist 3 750 Todesfälle bei Kindern von 1962–1966 aus und kommt zu dem Schluß, daß der Straßenverkehrsunfall mit 31,6% an 1. Stelle steht. Bei den Verkehrstoten machen die knöchernen Schädelverletzungen 51,4% aus.

Panzner [17] berichtet in seiner 10-Jahresstatistik (1953–1962) über 8532 verletzte Kinder. Bei den Brüchen sind die des Unterarmes mit 28,9% die häufigsten.

Engler [4] beobachtete in 6 Jahren 51 333 Kinderunfälle, wobei die Zufallswunden mit 45,8% an erster und die Knochenbrüche mit 20,7% an 3. Stelle stehen. Er geht auf die verschiedenen möglichen Verletzungarten nicht ein.

Hecker [8] berichtete in einer 10-Jahresstatistik über 2 713 nach Unfällen stationär behandelter Kinder. 67% waren Knaben und nur 33% Mädchen. Die Todesrate betrug 2,5%. Unmittelbare Todesursache waren dabei die intrakraniellen Schädelverletzungen mit 64,7%; 42% der Toten waren Opfer von Verkehrsunfällen. Er geht speziell auf das Bauchtrauma ein und bei einigen Fällen von Knochenbrüchen auf die erfolgte Behandlung.

Gruennagel [6] unterteilt seinen 10-Jahresbericht über 3 427 verletzte Kinder nach den wichtigsten Verletzungsarten, wobei die Knochenbrüche mit 42,7% an erster Stelle stehen.

Höpner [10] bringt eine Analyse von 107 letal verlaufenden Kinderunfällen während eines Zeitraums von 15 Jahren. Die Unfallursachen waren in 76,4% der Straßenverkehr, in 11% der häusliche Unfall und beim Rest „verschiedene" Ursachen. Betroffen waren in 67% Knaben und in 33% Mädchen. Das Schädelhirntrauma nimmt als Todesursache mit 61,7% die erste Stelle ein.

Popper [18] bringt Ansätze für eine Aufschlüsselung der einzelnen Verletzungsarten, wobei nur häusliche und Freizeitunfälle (34 500 – allerdings in Form einer Hochrechnung) eines Jahres ausgewertet werden. An erster Stelle stehen die Wunden mit 49,3%, gefolgt von den Knochenbrüchen mit insgesamt 29,3%.

Krebs [13] berichtet über 2 000 kindliche Frakturen, die im Laufe von 17 Jahren behandelt wurden. Er vertritt die Ansicht, daß 47% aller kindlichen Verletzungen das Skeletsystem betreffen und hier vor allem den Gehirnschädel und die langen Röhrenknochen.

Praxis und Problematik der elektronischen Datenverarbeitung (EDV) in der Traumatologie

Die Allgemeine Unfallversicherungsanstalt (AUVA), der größte Träger der gesetzlichen Berufsschadenversicherung in Österreich entspricht den Berufsgenossenschaften der BRD und der Schweizerischen Unfallversicherungsanstalt. Mit ihren 2,5 Millionen bzw. ab 1.1.1977 einschließlich Schüler und Studenten *3,9 Millionen Versicherten* aus allen Zweigen des Erwerbsleben, einem jährlichen Budget von 3,2 Milliarden Schilling, den 6 Arbeitsunfallkrankenhäusern mit zusammen 974 Betten und jährlich über 200 000 behandelten Verletzten und den 5 Rehabilitationszentren mit 479 Betten und jährlich über 3 500 Rehabilitationsfällen bedeutet sie in sozialpolitischer, wirtschaftlicher und nicht zuletzt auch in medizinischer Hinsicht einen Schwerpunkt ersten Ranges in der sozialen Wohlfahrt und Sicherheit des Landes. Die Allgemeine Unfallversicherungsanstalt war auch eine der ersten Körperschaften öffentlichen Rechts, welche die elektronische Datenverarbeitung auf medizinischem Gebiet einführte.

Das bereits über 12 Jahre erfolgreich durchgeführte elektronische Informationssystem in der Traumatologie ist überall anwendbar, wo die Grundsätze einer rationellen ärztlichen Betriebsführung in der Unfallchirurgie verwirklicht sind.

Eine der Hauptbedingungen dazu ist die gesamte Befundung von Klinik, Röntgen und Behandlung. Krankengeschichte und Ambulanzkarte, medizinische Notizen, außerhalb des Bereichs von Verrechnungsunterlagen und zahlungspflichtigen Versicherungsträgern stets als Nebensächlichkeit betrachtet, erleben nun im Zeitalter der elektronischen Datenverarbeitung als sog. konventionelle Datenträger eine beträchtliche Aufwertung. Auf die technischen Voraussetzungen, die Verfahren und die diesbezügliche Problematik, besonders der Theorie der EDV, soll hier nicht näher eingegangen werden. Nur so viel sei erwähnt, daß die EDV in der Traumatologie nicht nur einige Probleme der Lösung näher bringt, sondern auch viele neue schafft. Vor allem verlangt sie eine Integration der Begriffe in Diagnose und Therapie und setzt einen exakt funktionierenden Apparat konventioneller Datenerfassung klinischer, röntgenologischer und operativer Befunde und Krankengeschichten des stationären und ambulanten Verlaufs voraus.

Als verbindliche Richtlinie für die integrierte medizinische Definition wurde der schulmäßige Bestand an unfallchirurgischen Diagnosen im Buch von Kiszel nach einheitlichen Gesichtspunkten in übersichtlichen Registern zusammengefaßt. Damit ist gewährleistet, daß in *allen* Unfallkrankenhäusern die gleiche Verletzung und Behandlung usw. dieselbe Bezeichnung und zentral dieselbe Codezahl erhält. Nach einem jahrelangen Experimentierstadium wurde 1966 die elektronische Verarbeitung der medizinischen Daten in allen Unfallkrankenhäusern eingeführt.

Der Vorgang ist folgendermaßen: Von den Erstberichten der ambulanten Fälle und den abgeschlossenen Krankengeschichten der stationär behandelten Verletzten kommen Kopien — sog. Dokumentationsblätter, wo der Dekurs durch eine kurze Zusammenfassung ersetzt ist — in die medizinische Dokumentation der AUVA.

Früher wurde auf Lochbeleg verschlüsselt, jetzt aber werden — direkt über Datensichtgeräte (Abb. 1) — die Codeziffern ohne Umwege eingegeben, auf Magnetband gespeichert und später im technisch-programmatischen Verfahren systematisch geordnet.

Der bei der Verschlüsselung benützte *Code* wurde *1956 von Krotscheck zusammengestellt.* Er ist eine sechsstellige Kombination von 3 Ziffernpaaren von 01—99, je eines für Körperregion, Verletzungsart und Behandlungsart, so daß das gesamte medizinische Geschehen der Traumatologie in diesen 297 Ziffernpaaren zusammengefaßt oder besser summarisch komprimiert ist. Dazu kommen der Reihe nach noch einige Schlüsselziffern für Körperseite, Röntgendurchführung, Tetanusprophylaxe, Entstehung des Unfalls, Zustand der Verletzung und Tod.

Weiters kommt ein Code für Nebendiagnosen mit 49 Begriffen aus den übrigen Fachgebieten der Medizin dazu.

Die Reihen der vorhandenen Stellen für Kalenderdaten lassen die Ansätze der in der medizinischen Datenverarbeitung dringend verlangten, aber um so schwieriger durchzuführenden Verlaufsdarstellung erkennen. Sog. Verrechnungsdaten aus dem Verwaltungssektor liefern die stationären und ambulanten Behandlungszeiten. *Das ganze System ist ziemlich einfach.*

Gerade diese Einfacheit ist ein Garant dafür, die Datenerfassung durch lange Zeiträume und alle Wechselfälle sachlicher und personeller Natur hinweg bei annähernd gleichbleibender niedriger Fehlerquote und hoffentlich noch niederer Dunkelziffer aufrechtzuerhalten. Das Verfahren läßt sich auch ohne weiteres in irgendeine Art des vieldiskutierten Allgemeinen Krankenhausinformations-System (KHS) als Direkteingabe vom Behandlungsort ohne vorherigen Umweg auf Papier mit der konventionellen Zwischenschaltung des Krankenblatts einbauen, bzw. ist als kompatibler Teil davon im Modell längst vorweggenommen.

Die Auswertung der gespeicherten Daten selbst bietet sich in einer sehr vielseitigen Palette an: Neben der Listung in Patientenzahlen (PZ) zum Aufsuchen der Röntgenbilder und Krankengeschichten bei Nachuntersuchungen und gewissen Daten wie Lebensalter, Geschlecht, Unfallentstehung usw. kann vom Computer die sog. „Kurzkrankengeschichte" – eine Zeile Klartext, sonst in Codeform – mit allen eingegebenen Codezahlen von Diagnose und Behandlung ausgedruckt werden (Tabelle 1). Dazu kommen die stationäre und ambulante Behandlungsdauer samt Kalenderdaten, so daß die groben Linien einer Verlaufsdokumentation gegeben sind. Die schnellste Information über die traumatisch-pathologische Substanz mehrerer oder vieler Polytraumatisierter bietet z.B. die „Liste der Anzahl der Diagnosen, Anzahl der Fälle" in numerisch aufsteigender Reihe. Pro Fall mit Patientenzahl, evtl. Tod, Zustand und Seite bis zu 9 Diagnosen in einer Zeile.

Es gibt noch eine große Anzahl von Möglichkeiten Zusammenfassungen und Listen auszudrucken, die den Anforderungen statistischer Untersuchungsmethoden entsprechen, wie Geschlechtsaufteilung, Altersgruppen, Behandlungszeiten im Durchschnitt, Maximum und Minimum, Wochentage, Monate usw. (Tabelle 2–5).

Wer über die elektronische Datenverarbeitung in der Medizin berichtet, kommt nicht umhin einige verblüffende Tatsachen von funktioneller Zeit-, Raum- und Materialersparnis zu erwähnen.

Zum Beispiel haben die allerdings codemäßig eingeschränkten Daten von 2 Millionen Verletzten, die in der AUKH von 1966–1976 behandelt wurden, auf sechs 720 m langen Magnetbändern Platz. Diese sind aufgespult 6 scheibenförmige Trommeln von 27 : 2,5 cm Größe und können in einer Aktentasche untergebracht werden. Die Papiermasse der entsprechenden Krankengeschichten und Ambulanzkarten, wenn auch mit weit mehr Information, ergeben ca. 1 870 gestapelte Laufmeter.

Der Sonderbestand mit den Informationen zum gegenständigen Thema „Unfälle bei Kindern" ist auf einem 360 m langen Band in einer Scheibentrommel gespeichert. Daraus eine Übersichtsliste der rund 263 000 Fälle von 1966–1976 nach Lebensalter und Unfallentstehung zu erstellen oder andere Tabellen in Beantwortung einfacher Fragen, ist die Angelegenheit von wenigen Minuten bzw. fast nur mehr Sache der Schnelligkeit des dem

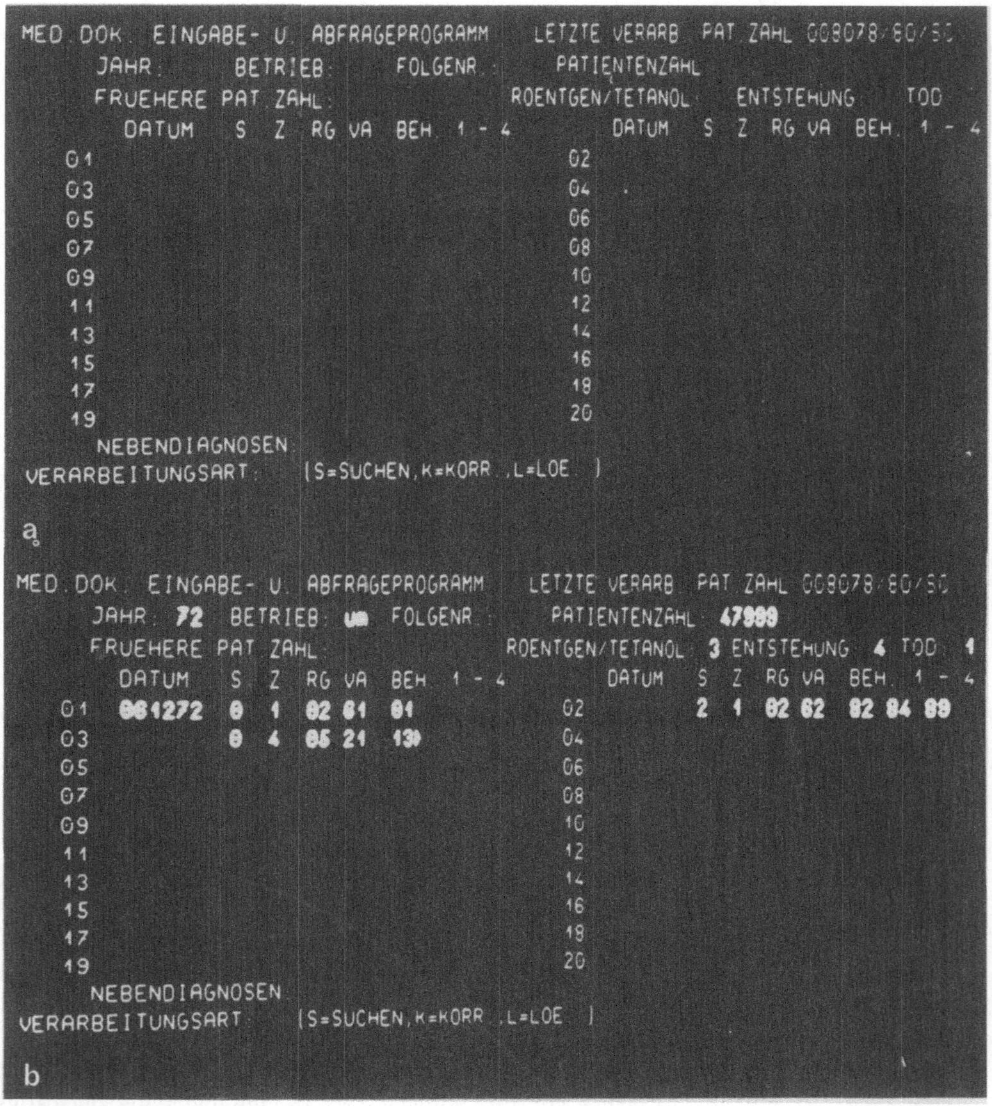

Abb. 1. **a** Bildschirmaufbau ohne Daten. **b** Bildschirm in Funktion mit Daten eines kindlichen Todesfalls nach Gehirncontusion, subduralem Hämatom und Trepanation, Verschluß oder Plastik der Dura, Tracheotomie usw. nach Unfall im motorisierten Straßenverkehr am 6.12.1972; Tod war Unfallfolge

Zentralrechner (Computer) angeschlossenen Druckers. Dies und noch vieles andere, bis zur Subtilität eines Rechenvorgangs von Dauer der Nanosekunde (1 Sekunde 10^{-9}), könnte man vorführen.

Tabelle 1. Kurzkrankengeschichte eines subduralen Hämatoms mit tödlichem Verlauf (AUVA-Med. Dok-Cosa AM 13/03/78) (Auswertung aus dem Datenbestand um 1972)

Pat.Zl. 047999 12 Jahre alt männl. Verkehrsunfall/Tod war Unfallfolge
Roe. u. Tet. Nebendiagnose keine

Datum	Diagnose Behandlung								Diagnose Behandlung								Diagnose Behandlung								Diagnose Behandlung							
	S	Z	RE	VA	B1	B2	B3	B4	S	Z	RE	VA	B1	B2	B3	B4	S	Z	RE	VA	B1	B2	B3	B4	S	Z	RE	VA	B1	B2	B3	B4
06/12/72	0	1	02	61	01				4	1	02	62	82	84	89		0	4	05	21	13											

Verrechnungsdaten	AB 06/12/72 TAGE 007 STAT 000 AMB	SUMME TAGE 007 STAT 000 AMB

Spalte 1: *Diagnose Behandlung*

Z   :   1 = geschlossen frisch
RE : 61 = Contusio cerebri
B1 : 01 = konservative Behandlung

Spalte 2: *Diagnose Behandlung*

Z   :   1 = geschlossen frisch
RE : 02 = Gehirn
VA : 62 = subdurales Hämatom
B1 : 82 = Trepanation
B2 : 84 = Verschluß oder Plastik der Dura
B3 : 89 = Tracheotomie

Spalte 3: *Diagnose Behandlung*

Z   :   4 = offen frisch
RE : 05 = Kinn
VA : 21 = Riß-Quetsch-Wunde
B1 : 13 = Excision, Naht

Tabelle 2. Das 1. Blatt der 46 Seiten starken Jahresauswertung aus dem Datenbestand 1976 der 00–14jährigen, die die schnellste und umfassendste Information über das traumatologische und therapeutische Geschehen gibt (AUVA-Med. Dok.-Cosa AM 17/03/78). Die wichtigsten Verletzungen und Eingriffe mit Angabe der Prozente bezogen auf die Gesamtzahl der Diagnosen je Krankenhaus

	Graz UG		Klagenfurt UK		Linz UL		Salzburg US		Wien XII Meidling UM		Wien XX L. Böhler Kh. UB		Summe	
	Anz.	Proz.	Anz.	Proz.	Anz.	Proz.	Anz.	Proz.	Anz.	Proz.	Anz.	Proz.	Anz.	Proz.
Schädel:														
Gehirnerschütterungen	7		10		36		20		110		121		304	
Gehirncontusionen	1				1		1		11		2		16	
Subdurale Hämatome					1								1	
Trepanation					1								1	
Verschluß der Dura oder														
Dura Plastik														
Epidurale Hämatome									1				1	
Schädelbasisbrüche			1	0,12			1	0,08	3	0,10	1	0,03	6	0,06
Stirnbeinbrüche	1	0,15			2	0,16			7	0,24	5	0,16	15	0,15
Sonstige Op. am Hirnschädel											1		1	
Stirnbeinimpressionsbrüche	1	0,15					1	0,08			2	0,06	4	0,04
Heben einer Impr. am Schädel											1		1	
Nasenbeinbrüche	6	0,88	3	0,37	15	1,20	4	0,32	44	1,49	25	0,79	97	0,96
Davon geschl. frisch	5		3		14		4		34		19		79	
Davon offen frisch					1				3		5		9	
Orbitabrüche														
Jochbeinbrüche	1	0,15			2	0,16			1	0,03	3	0,09	7	0,07
Unterkieferbrüche			1	0,12	1	0,08			3	0,10	3	0,09	8	0,08
Unterkiefersubluxationen														
Unterkieferluxationen											1	0,03	1	0,01
Scheitelbeinbrüche	1	0,15			6	0,48	2	0,16	9	0,30	12	0,38	30	0,30
Scheitelbeinimpressionsbrüche					3	0,24			2	0,07	2	0,06	7	0,07
Trepanation					2						1		3	
Heben einer Impr. am Schädel					3				1		2		6	
Verschluß der Dura oder														
Dura Plastik					1						1		2	

Tabelle 3. Die 10 häufigsten Diagnosen nach der Jahresauswertung 1976 (AUVA-Med. Dok.-Cosa AM 17/03/78)

	Anz.	Proz.
Tibiaschaftbrüche isol.	788	7,78
Distale Unterarmepiphysenlösungen	742	7,32
Distale Unterarmgrünholzbrüche	529	5,22
Schlüsselbeinbrüche	499	4,93
Unterarmschaftbrüche	421	4,16
Bruch eines Fingers	393	3,88
Speichenschaftgrünholzbrüche	390	3,85
Gehirnerschütterungen	304	3,11
Laterale Knöchelepiphysenlösungen	284	2,80
Speichenköpfchensubluxationen	264	2,61

Viel wichtiger und zum Verständnis der medizinisch-statistischen Ausführungen weit notwendiger ist die allgemein wenig beliebte Darstellung der Schwachstellen und Fehlerquellen. Zuerst die Feststellung, daß die EDV in den ersten 4 Jahren *lediglich als Diagnosekartei* mit begrenzten Dimensionen gedacht war. Technisch stand Platz nur für 5 Diagnosen mit je einer Behandlung zur Verfügung. Keine Kalenderdaten des Verlaufs, keine Sekundärbehandlung usw. Dann die sog. *Dunkelziffer* der Irrtümer bei Verschlüsselung und eigentlicher Dateneingabe. Wie bei den Krankenblättern und Gutachten im klinischen Bereich wird auch hier gern links und rechts verwechselt, Zahlensequenzen weitergeführt, nicht nur 0 und 9 verdreht, sondern auch individuell bedingte, teils tiefenpsychologisch begründete Ziffernbeziehungen hergestellt. Verschiedene Überprüfungen ergaben, daß die eigentlich unbekannte Dunkelziffer der Fehler in den ersten Jahren wesentlich höher war als später, weiterhin stetig nach unten absinkt, aber asymptotisch niemals die Nullinie erreichen wird. Dazu kommen die Fehlerangaben in den Krankenblättern selbst, vorwiegend in der Anamnese, aber auch im medizinischen Bereich, die natürlich mangels jeder Überprüfungsmöglichkeit bis auf besonderes auffallende Irrtümer unerkannt codiert weitergegeben werden müssen.

All das spielt bei der in Tausende und Hunderttausende gehende Fallzahl umfangreicher medizinischer Statistiken keine sehr wesentliche Rolle. In unserem Bestand z.B., der nur Kinder bis zum 14. Lebensjahr aufweisen soll, sind auch einige 100jährige Personen dabei.

Das Lebensjahr der Säuglinge wird mit 00 und nicht mit 01 (1. Lebensjahr) angegeben, aber die sog. „Altersspalte" ist nur zweistellig (00—99), so daß der 100jährige wiederum mit 00 codiert wird, der 101jährige mit 01 usw. Auch der „Arbeitsunfall" der 00—14jährige ist kein Beweis für asoziale Kleinkinderarbeit, sondern die Verwechslung der CZ: 1 „Arbeitsunfall" meist mit der CZ: 8 „Privatunfall" in der Spalte Unfallentstehung oder eine falsche Anamnese im Krankenblatt. All das kann man bei 263 166 Fällen vernachlässigen.

Bei den Todesunfällen z.B. mußten 3 Fälle mit Lebensalter 00, 01 und 02 — in Wirklichkeit 100, 101 und 102 Jahre — mit „pertrochanterer Oberschenkelbruch mit Nagelung" ausgeschieden werden, was im Zeitalter der Osteosynthese auch bei Säuglingen nicht ohne Rückgriff auf die Krankengeschichte möglich war. Besondere Überraschungseffekte, freilich mehr von der technischen Seite, bieten sog. verstümmelte Datensätze.

Es erscheint jedenfalls, daß die EDV in der Medizin noch in einem Stadium ist, wo man jenseits der dem Erfahrenen möglichen Plausibilitätsbeurteilung zum Aufspüren von Fehl-

Tabelle 4. Der isolierte Schienbeinschaftbruch bei 00–14jährigen im AUKH Salzburg 1976. Übersichtstabelle nach Alter, Geschlecht und Entstehung (AUVA-Cosa-Med. Dok. AM 28/03/78)

| Alter | G | Insges. | Kein Unfall | Arbeitsunfall | | | Straßen-verkehr | Sport Ski | Fußball | Andere | Privat-unfall | Kriegs-verl. |
				Arbeit	Weg	Verkehr						
00–04	M	5	–	–	–	–	1	3	–	–	1	–
	W	3	–	–	–	–	–	2	–	–	1	–
	Z	8	–	–	–	–	1	5	–	–	2	–
05–09	M	70	–	–	–	–	–	64	1	–	5	–
	W	35	–	–	–	–	–	33	–	1	1	–
	Z	105	–	–	–	–	–	97	1	1	6	–
10–14	M	45	–	–	–	–	1	41	2	–	1	–
	W	26	–	–	–	–	–	25	–	–	1	–
	Z	71	–	–	–	–	–	66	2	–	2	–
Summe	M	120	–	–	–	–	2	108	3	–	7	–
	W	64	–	–	–	–	–	60	–	1	3	–
	Z	184	–	–	–	–	2	168	3	1	10	–

Tabelle 5. Der isolierte Schienbeinschaftbruch von Tabelle 4 nach Alter, Geschlecht und Behandlungsdauer mit Summe, Durchschnitt und Minimum und Maximum als Übersichtstabelle. Auswertung aus den Datenbeständen US 76 AUKH Salzburg 1976 (AUVA-Cosa-Med. Dok. AM 28/03/78)

Alter	G	Anzahl	Anzahl Tage			Durchschnitt			Minimum		Maximum	
			Gesamt	Stat.	Amb.	Gesamt	Stat.	Amb.	Stat.	Amb.	Stat.	Amb.
00–04	M	5	124	—	124	24,8	—	24,8	—	1	—	48
	W	3	118	—	118	39,3	—	39,3	—	28	—	61
	Z	8	242	—	242	30,2	—	30,2	—	1	—	61
05–09	M	70	3151	3	3148	45,0	3,0	44,9	3	1	3	148
	W	35	1401	4	1397	40,0	2,0	39,9	2	1	2	68
	Z	105	4552	7	4545	2,3	2,3	43,2	2	1	3	148
10–14	M	45	2405	101	2304	53,4	10,1	52,3	1	1	24	117
	W	26	1364	30	1334	52,4	10,0	51,3	4	1	15	89
	Z	71	3769	131	3638	53,0	10,0	51,9	1	1	24	117
Summe	M	120	5680	104	5576	47,3	9,4	46,8	1	1	24	148
	W	64	2883	34	2849	45,0	6,8	44,5	2	1	15	89
	Z	184	8563	138	8425	46,5	8,6	46,0	1	1	24	148

Code von Dr. med. H. Krotscheck

Körperregionen (REG.) Spalte 48 und 49

01–09 Kopf

01 Nase
02 Frontalreg., Sinus, Gehirn
03 Auge, Orbitalgegend
04 Wange, Oberkief., Jochb., Zähn.
05 Kinn, Unterkiefer, Zähne
06 Parietal, temporal, Gehirn
07 Occipital, Gehirn
08 Mund, Lippen
09 Ohr

10–19 Schädelbasis, Hals, Wirbel

10 Schädelbasis
11 Hals
12 Nacken
13 Dens axis
13* (1L) 1. u. restl. 2. HW
14 III.–VII. Halswirbel
15 I.–IX. Brustwirbel
16 X.–XII. Brustwirbel
17 I.–V. Lendenwirbel
18 Kreuzbein, Steißbein
19 Dorn- u. Querfortsätze

20–29 Brustkorb

20 Sternum
21 Schlüsselbein
22 Sterno-Claviculargel.
23 Acromio-Claviculargel.
24 Schulterblatt u. Acromion
25 Thorax u. einzelne Rippen
25* (2N) mit Hautemphysem
26 Rippenserie
26* (20) mit Hautemphysem
27 Lunge
28 Rippen und Lunge
29 Herz

30–39 Schulter, Oberarm, Ellbogen

30 Gegend u. Gelenk d. Schulter
31 Collum chirurg. u. anatomicum
32 Humerusschaft
33 Supracondyläre Reg.
34 Condylen
35 Supra- u. diacondyl. Reg.
36 Ellbogengelenk
37 Caput radii
38 Olecranon
39 „Monteggia"

40–49 Unterarm, Handgelenk

40 Ellenschaft
41 Speichenschaft
42 Unterarmschaft
43 Distales Unterarmende
44 Distales Speichenende (1. t.)
45 Distales Ellenende
46 Handgelenk, Handwurzel
47 Kahnbein
48 Mondbein
49 Triquetrum

50–59 Mittelhand, Finger

50 I. Mittelhandknochen, dorsal
51 I. Mittelhandknochen, volar
52 II.–V. MHK, dorsal, Handrücken
53 II.–V. MHK, volar, Hohlhand
54 Daumen
55 Dreigliedrige Finger einzeln
56 Zwei Finger
57 Drei Finger
58 Vier Finger
59 Fünf Finger

60–69 Bauch, Becken

60 Bauch, Eingeweide, Zwechfell
61 Lendengegend, Niere, Milz
62 Symphyse
63 Anus
64 Genitale
65 Stamm
66 Beckenring
67 Sitz- u. Schambein
68 Darmbein
69 Acetabulum

70–79 Hüfte, Oberschenkel

70 Hüfte, Hüftgelenk
71 Oberschenkelkopf, Inguinalreg.
72 Schenkelhals
73 Trochanter
74 Pertrochantere Reg.
75 Subtrochantere Reg.
76 Oberschenkelschaft
77 Supracondyläre Reg.
78 Condylen
79 Supra- u. diacondyl. Reg.

80–89 Kniegelenk, Unterschenkel, Knöchel

80 Knie, Kniescheibe
80* (8*) Kniegelenk bei Lux.
81 Eminentia intercondylaris
82 Schienbeinkopf, Tub. tibiae
83 Fibula
84 Unterschenkelschaft
84* (8M) Schienbeinschaft
85 Supramalleoläre Reg.
86 Dist. Unterschenkelende
87 Lat. Knöchel
88 Med. Knöchel
89 Beide Knöchel

90–99 Ob. Sprunggelenk, Fuß

90 Ob. Sprunggel. (hint. u. vord. Keil)
91 Talus
92 Calcaneus, Achillessehnengeg.
93 Fußwurzel
94 Ein Mittelfußknochen, Fußrücken
95 Zwei od. mehrere MFK, Fußsohle
96 Großzehe
97 Eine Zehe
98 Zwei od. mehrere Zehen
99 Mehrere Extremitäten

Verletzungsarten (V. Art) Spalte 50 u. 51

01–09 Stumpfe, Band- u. Meniscusverl.

01 Distorsion
02 Contusion
03 Hämatom
04 Hämatom subungual
05 Bandläsion, Durchtr. med. rad.
06 Bandläsion, Durchtr. lat. ulnar
07 Kreuzbandläsion, Ruptur
08 Meniscusläsion, Ruptur lat.
08* (OQ) Meniscusläs. Rupt. med.
09 Seiten- u. Kreuzbandläs., Durchtr.

10–19 Sehnen-Muskel-Fingerverl.

10 Sehnenriß u. Durchtr. d. Beuges.
11 Sehnenriß u. Durchtr. d. Strecks.
12 Knöch. Sehnenausriß, Beuges.
13 Knöch. Sehnenausriß, Strecks.
14 Sehnenläs. part. Durchtr. Beuges.
15 Sehnenläs. part. Durchtr. Strecks.
16 Muskelläsion
17 Muskeldurchtrenn. u. -zerreißung
18 Sehnen- u. Nervenläsion Finger
19 Sehnen- u. Nervendurchtr. Finger

20–29 Wunden

20 Excor. Epidermiolysis
21 Vuln. lac. contusum (Vlc.)
22 Vulnus scissum
23 Vulnus ictum, sclopetarium
24 Vulnus morsum canis, equi etc.
25 Vlc. lobiforme
26 Defectus cutis
27 Decollement
28 Conqussatio
29 Amputatio, Enucleatio traum.

30–39 Verbrennungen usw., Fremdkörper

30 Combustio Gr. I
31 Combustio Gr. I u. II
32 Com. Gr. I–III, elektr. Stromverl.
33 Erfrierungen
34 Verätzungen
35 Strahlenschäden
36 Corpus alienum ferr., sclop.
37 Corpus alienum ligneum
38 Corpus alienum (sonstige)
39 Pseudarthrose

40–49 Panaritien

40 Paronychie
41 Panarit. subunguale
42 Eiter-Blutblase
43 Lymphangitis, Lymphadenitis
44 Panaritium subcutaneum
45 Panaritium tendineum
46 Panaritium articulare
47 Panaritium osseum
48 Panaritium osseum m. artic.
49 Panaritium oss. o. art. m. tend.

50–59 Andere entzündl. Prozesse

50 Phlegmone
51 V-Phlegmone
52 Furunkel, Absceß, Karbunkel
53 Thrombose, Thrombophlebitis
54 Empyem
55 Osteomyelitis
56 Erysipel, Erysipeloid
57 Tintenstiftverletzung
58 Inflammation
59 Ulcus, Hautnekrose

60–69 Hirn-, Nerven u. Gefäßverl.

60 Commotio cerebri
61 Contusio cerebri
62 Subdurales Hämatom
63 Epidurales Hämatom
64 Rückenmarksquetschung u. -durch-
    trennung
65 Nervenläsion
66 Nervendurchtrennung
67 Gefäßläsion, Durchtr., Durch-
    blutungsstörung
68 Gefäß- u. Nervendurchtr.
69 Schock mit Region   29
69 Lungenembolie mit Region   27
69 Fettembolie mit Region   02

70–79 Brüche und Verrenkungen

70 Bruch
71 Abrißbruch
72 Impressionsbruch
73 Verrenkungsbruch
74 Subluxation
75 Luxation
76 Luxation m. Abrißbruch
77 Syndesmosen-, Chondrosenzerr.
78 Grünholzbruch
79 Epiphysenlösung

80–89 Brustkorb und Bauchhöhle

80 Hämatothorax
81 Pneumothrorax
82 Hämato- u. Pneumothorax
83 Verl. v. Herz u. großen Gefäßen
84 Zwerchfellverl.
85 Verl. v. Magen, Dünn-, u. Dickdarm
86 Verl. v. Niere, Ureter
87 Verl. v. Harnblase, Urethra
88 Mesenterialriß
89 Leber- (Gallenblase), Milzverl.

90–99 Orthopädische Erkrankungen

90 Angeb., erworb., Deformitäten
91 Angeb., erworb., Gelenkserkrank.
92 Aseptische Nekrosen
93 Habituelle Luxation
94 Stenos. Sehnensch. schnell. Daumen,
    Burs-, Periost-, Styloid-, Peritendin-,
    Epicondyl-, Tendovaginitis, Dupuytren
95 Lumbago, Myalgie
96 Neuralgie, Neuritis
97 Hernien
98 Cysten u. Tumoren
99 Pathologische Frakturen

Behandlungsart (Beh.) Spalte 52–59

01–09 Konservative Behandlung, Rep., Fixation, Extension

01 Kons. Behandlung, Verband
02 Ruhigstellung m. Gips, Fingerschiene
03 Phys. Therapie, Gymnastik
04 Repos. m. od. o. Fixation
05 Offene Reposition
06 Nur Extension o. Laschenzug
07 Reposition, Extension, Gips
08 Extension u. später Gips
09 Crutchfield-Zange

10–19 Wundversorgung

10 Blasenabtragung, Glättung
11 Excision
12 Excision, Situationsnaht
13 Excision, dichte Naht
14 Nagelentfernung
15 Nagelentfernung, Excision, Naht
16 Excision, Sekundärnaht
17 Prim. Amputation
18 Sekund. Amputation
19 Exostosenabmeißelung

20–29 Hautplastiken, alle Arten

20 Hautplastiken, alle Arten
21
22
23 Gestielte Lappenplastiken
24 Z-Plastik
25
26
27 Narbenkor. m. o. ohne Hautpl.
28 Exstirpation
29 Resektion

30–39 Typische Operationen

30 Operation am Schultergel.
31 Op. Ac.-Clav.- u. Sterno-Clav. Gel.
32 Operation am Kahnbein
33 Op. d. Hallux valg. u.a. orth. Op.
34 Op. d. Tendovag. stenosans
35 Op. nach Voss bei Coxarthrose
36 Op. bei Dupuytrenscher Kontr.
37 Op. nach Payr, Quadricepsplastik habit. Kniescheibenverrenkung
38 Schädeldachplastik
39 Bandplastiken, alle Arten, Naht

40–49 Nerven- u. Sehnennähte usw.

40 Tenolyse, Tenotomie
41 Tenodese
42 Nagelbettplastik, Nageltrepanation, Keilexcision
43 Nervennaht
44 Sehnennaht
45 Nerven u. Sehnennaht
46 Sehnenplastik
47 Komb. Wiederherstellungsop. d. Hand
48 Nervenrevision, Neurolyse, Laminektomie
49 Sehnen- u. Muskelverpflanz., Perthese

50–59 Septische Operationen

50 Incision
51 Reincision
52 Fremdkörperentfernung
53 Sequestrotomie
54 Sequestrotomie u. Spongiosaauff.
55 Incision, Spüldrainage, Instill.
56 Fistelrevision, Fistelfüllung
57 Punktion, Hämatomausräumung
58 Stumpfkorrektur, Reamputation
59 Probeexcision, Paracentese

60–69 Osteosynthesen

60 Schenkelhalsnagelung
61 Nagel u. Platte, steile Platte
62 Steiler Nagel
63 Marknagel
64 Marknagel offen
66 Platte jeder Art
67 Transfixation

68 Bohrdrahtfixation
69 Drahtnaht

80–89 Op. am Schädel u. sonst. Op.

80 Nagelwechsel o. neuerl. Osteosynth.
81 Entf. v. Osteosynth.-Material
82 Trepanation
83 Heben einer Impression am Schädel
84 Verschluß o. Plastik der Dura
    Liquorfistelverschluß
85 Sonst. Op. am Hirnschädel,
    Blutstillung
86 Arthrotomie
87 Op. am Meniscus
88 Stellatumblockade-, infiltration
89 Tracheotomie
89* (8R) Angiographie

70–79 Osteosynthese u. Knochenop.

70 Verschraubung
71 Spanverpflanzung
72 Spanverpfl. m. Osteosynthese
73 Osteotomie ohne Osteosynthese
74 Arthrodese
75 Arthrodese mit Osteosynthese
76 Kompressions-Osteosynthese
    Arthrodese
77 Gelenkplastik, Endoprothese
    Capsulektomie
78 Sonst. Op. am Knochen, Osteotomie
    m. Synth.
78* (7Q) Palakos
79 Rush-Nagel

90–99 Laparotomie, Thoracotomie usw.

90 Probelaparotomie, Hernieop.
91 Milzexstirpation
92 Op. am Urogenitalsystem
93 Op. am Herzen, großen Gefäßen
94 Punktion o. Drainage des Thorax
95 Lebernaht, Tamponade
96 Op. der Gallenblase
97 Op. Magen, Darm, Mesenter., Zwerchf.
98 Op. an Gefäßen, Naht, Plastik
99 Stationäre Gipsabnahme

Allgemeines

Röntgenfall und aktive Tetanusimpfung

Spalte 20

0 Kein Röntgen, kein Tetanol
1 Kein Röntgen, Tetanol
2 Röntgen, kein Tetanol
3 Röntgen und Tetanol

Tod

Spalte 22

0 Kein Tod
1 Unfallfolge
2 Andere Ursache
3 In den ersten Stunden

16

Entstehung

Spalte 21

0   Kein Unfall
1   Arbeitsunfall
2   Arbeitswegunfall
3   Arbeitsverkehrsunfall
4   Verkehrsunfall
5   Skiunfall
6   Fußball
7   Andere Sportart
8   Privatunfall
9   Kriegsverletzung

Nebendiagnosen

---

20   Lues
21   Tabes
22   Syringomyelie
23   Poliomyelitis
24   Multiple Sklerose
25   Andere Lähmungen
26   Epilepsie
27   Delirium tremens
28   Apoplexie
29   Sonst. neurol. Erkrank.
30   Durchblutungsstörungen
31   Bluter, Hämophilie
32   Bluterkrankungen, Anämie
33   Arteriosklerose
34   Thrombose
35   Maligne Tumoren
36   Benigne Tumoren
37   Arthrose
38   Arthritis
39   Angeb. Deformitäten
40   Erworbene Deformitäten
41   Torticollis
42   Sonst. orthopäd. Leiden
43   Voramputiert, Beinstumpf
44   Voramputiert, Armstumpf

Zustand der Verletzung

Spalte 47

1   Geschl. frisch
2   Geschl. nicht frisch
3   Geschl. veraltet
4   Offen frisch
5   Offen nicht frisch
6   Offen veraltet
7   Inf. frisch
8   Inf. nicht frisch
9   Inf. veraltet

---

45   Bronchitis
46   Kollapszustand
47   Chronische Herzerkrankung
48   Diabetes
49   Blei-, Rauchgasvergiftung
50   Nephritis, Nephrose
51   Pyelitis
52   Nierensteine, Nierenkolik
53   Cystitis, Blasensteine
54   Ikterus
55   Ileus
56   And. interne Erkrankungen
57   Tuberkulose
58   Tetanus
59   Tetanie
60   Serumexanthem
61   Dermatitis
62   Chronische Geschwüre
63   Sonst. Hauterkrankungen
64   Strahlenschäden
65   Gynäkologische Leiden
66   Sprachstörungen
67   Schwerhörigkeit
68   Taubstummheit
69   Thromboseprophylaxe

leistungen noch Witterungsvermögen und Instinkte braucht. Manchmal ist ohne Rückgriff auf die eigentliche Krankengeschichte oder das Röntgenbild beim Anlegen hoher Ansprüche nicht auszukommen. Von ärztlicher Seite wäre wünschenswert ein detaillierteres Schlüsselzahlenverzeichnis, also dreistellig (999 statt 99 Möglichkeiten) für die anatomische Region, für die Verletzungsart und die Behandlung, womit man eine wirkliche Epikrise samt komprimiertem Op-Bericht mit Code- und Klartexten schaffen könnte.

Gerade dieser erstrebenswerte Fortschritt aber würde vermutlich den Zusammenbruch des Systems bedeuten. Die 297 Positionen des dreimal zweistelligen Code kann jeder Mitarbeiter bald auswendig und ermöglicht Spitzenleistungen von bis zu 200 pro Stunde im Datensichtgerät eingegebenen Fällen. 2 997 vermehrte traumatologische und natürlich medizinisch sehr differenzierte Codepositionen weiß aber niemand mehr auswendig. Sie bedeuten Erhöhung des Personalstands, entsprechende Vergrößerung und Änderung der Betriebsform, aber auch überproportionales Steigen der Störanfälligkeit, vermehrte Fehlerquellen und besonders ein Hinaufschnellen der Dunkelziffer. Dies soll aber nicht heißen, daß man sich eines Tages nicht noch mit dem Gedanken der Codeerweiterung vertraut machen muß.

Wer hätte einst auch nur davon geträumt aus der Masse von 2 Millionen Fällen und dem Zeitraum von 11 Jahren die 263 166 00—14jährigen samt Diagnose, Behandlung, polytraumatisches Register, Behandlungsdauer usw. teils in Stunden teils in wenigen Tagen herauszuholen. Und wer wollte, könnte noch alle Kurzkrankengeschichten der 2 Millionen Fälle in einer Druckzeit von rund 21 Tagen auf 500 000 Blatt Endlosformular — entfaltet rund 152 km lang — haben.

Unterlagen der Auswertung

In den 6 Unfallkrankenhäusern der Allgemeinen Unfallversicherungsanstalt Österreichs wurden in den Jahren 1966—1976 insgesamt 1 999 921 Verletzte behandelt (Tabelle 6).

Die Unfallkrankenhäuser sind in den Städten Graz (Steiermark), Klagenfurt (Kärnten), Linz (Oberösterreich), Salzburg (Salzburg) und in Wien Meidling und Wien Brigittenau gelegen (Abb. 2). Durch ihre räumliche Verteilung in Österreich geben sie einen guten Querschnitt des Unfallgeschehens auch bei Kindern.

Unter den 1 999 921 behandelten Verletzten waren 263 166 Kinder von 00—14 Jahre (13,2%).

Die Altersgrenze mit 14 Jahren wurde deshalb gewählt, weil in der Regel in der heutigen Zeit in diesem Alter das Epiphysenwachstum entweder knapp vor seinem Abschluß steht oder erst abgeschlossen wurde. Weiters beginnt das Berufsleben — mit Ausnahme in der Landwirtschaft — erst ab dem 14. Lebensjahr. Somit ist auch Kontinuität der Unfallursachen gewährleistet.

Altersverteilung der Unfälle

Die Anzahl der Unfälle bei Kindern nimmt mit zunehmenden Lebensjahren stetig zu (Tabelle 10). Das Maximum der Unfallhäufigkeit findet sich in der Altersgruppe von 20—29 Jahre, um dann laufend abzusinken (Abb. 3).

Tabelle 6. Altersverteilung

Alter in Jahren	Männlich	Weiblich	Summe	%
00–04	24 550	17 256	41 806	2,09
05–09	54 375	31 030	85 405	4,27
10–14	85 152	50 803	135 955	6,80
15–19	190 336	57 893	248 229	12,41
20–29	357 160	94 163	451 323	22,57
30–39	266 795	77 298	344 093	17,20
40–49	197 096	82 736	279 832	13,99
50–59	128 642	87 193	215 835	10,79
60–69	61 885	67 066	128 951	6,45
70–79	18 215	36 241	54 456	2,73
80–	3 496	10 540	14 036	0,70
Gesamt	1 387 702	612 219	1 999 921	100,0
%	69,4	30,6	100,0	

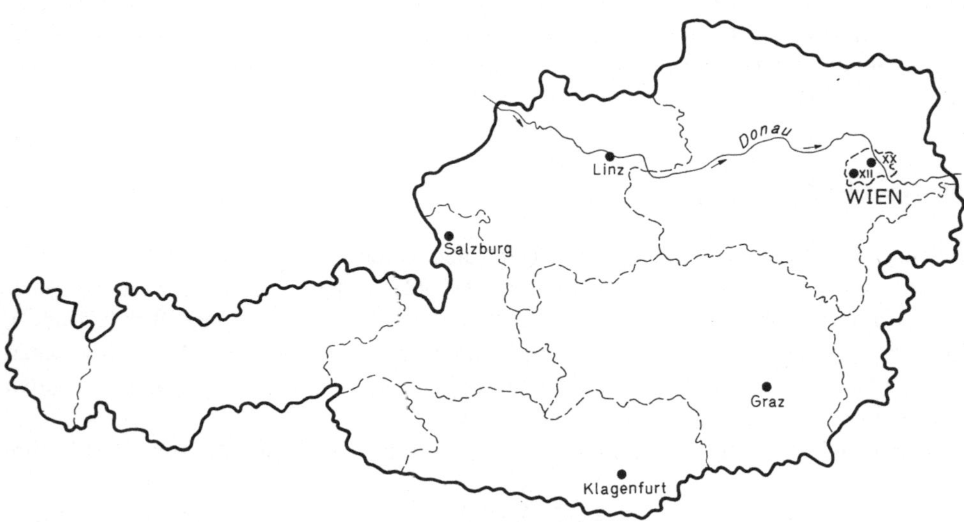

Abb. 2. Übersicht über die Lage der 6 Unfallkrankenhäuser in Österreich

Stationäre und ambulante Behandlung

Von den 263 166 verletzten Kindern wurden 15 845 stationär (6,0%) und 247 321 ambulant (94,0%) behandelt. Auffallend ist, daß im gleichen Zeitraum von den Erwachsenen 13,2% einer stationären Behandlung bedurften (Tabelle 7).

Bei den stationär behandelten Kinderunfällen steht als Unfallursache „andere" Ursachen an 1. Stelle, im weitem Abstand gefolgt vom Skifahren (Tabelle 8).

Tabelle 7. Stationäre und ambulante Behandlung

	Stationär	%	Ambulant	%	Summe
Kinder					
00—14 Jahre	15 845	6,0	247 321	94,0	263 166
Erwachsene	229 439	13,2	1 507 316	86,8	1 736 755
Gesamt	245 284		1 754 637		1 999 921

Auch bei den ambulant behandelten Fällen stehen als Unfallursache „andere" Ursachen an 1. Stelle, an 2. Stelle jedoch „sonstiger Sport" mit 11,3% (Tabelle 9).

Unfallursachen

Im Code sind als *Unfallursachen* ausgewiesen:
1. Straßenverkehr
2. Ski
3. Fußball
4. Sonstiger Sport: Alle anderen Sommer- und Wintersportarten, mit Ausnahme von Ski und Fußball.
5. Andere Ursachen: Unter diesem Begriff sind alle anderen Unfallursachen, außer die unter Punkt 1—4 genannten, zusammengefaßt.

Bei „Kriegsverletzung" handelt es sich um Verletzungen durch Sprengkörper aus dem letzten Krieg.

Auffallend hoch sind die Verletzungen durch die Sportausübung mit 22,7%, während die durch den Straßenverkehr nur 2,0% betragen (Tabelle 10 und 11).

Frequenzentwicklung

Betrachtet man die Anzahl der Kinderunfälle, die in den Unfallkrankenhäusern zur Behandlung kamen, so sind diese von 1966—1976 laufend steigend. Während 1966 16 039 Kinder behandelt worden sind, sind dies 1976 bereits 31 789, eine Steigerung in 11 Jahren von über 98% (Abb. 4).

Ob die Kinderunfälle an und für sich in diesem Zeitraum gegenüber den Unfällen Erwachsener zugenommen haben, kann nicht ausgesagt werden, da es in Österreich keine vergleichbare Unfallstatistik gibt.

Monatliche Frequenz von Kinderunfällen

Um zu ersehen, ob ein jahreszeitlicher Einfluß auf die Unfälle bei Kindern besteht, wurde die monatliche Anzahl aller Kinderunfälle von 1966—1976 berechnet. Bei 263 166 verletzten Kindern ergibt sich ein Monatsdurchschnitt von 21 930 Fällen (1 320 stationär und 20 610 ambulant). Dabei zeigt sich, daß der Monat Mai mit + 19,4% der unfallträchtigste

Tabelle 8. Stationäre Behandlung

Alter in Jahren	Männlich	Weiblich	Summe	Straßenverkehr	Ski	Fußball	Sonstiger Sport	Andere Ursachen
00—04	856	520	1 376	200	11	—	6	1 159
05—09	3 529	1 649	5 178	676	507	19	153	3 823
10—14	6 543	2 748	9 291	780	2 069	286	776	5 380
Gesamt	10 930	4 917	15 845	1 656	2 587	305	935	10 362
%	69,0	31,0	100,0	10,5	16,3	1,9	5,9	65,4

24,1

Tabelle 9. Ambulante Behandlung

Alter in Jahren	Männlich	Weiblich	Summe	Straßenverkehr	Ski	Fußball	Sonstiger Sport	Andere Ursachen
00—04	23 693	16 737	40 430	507	243	24	197	39 458
05—09	50 846	29 381	80 227	1 386	6 867	853	4 069	67 050 + 2
10—14	78 610	48 054	125 664	1 603	11 792	8 117	23 694	81 454 + 4
Gesamt	153 149	94 172	247 321	3 496	18 902	8 994	27 961	187 962 + 6
%	61,9	38,1	100,0	1,4	7,7	3,6	11,3	76,0

22,6

+ = Kriegsverletzung

Tabelle 10. Alter und Unfallursachen

Alter in Jahren	Anzahl	%	Straßen-verkehr	Ski	Fußball	Sonstiger Sport	Andere Ursachen
1	4 838	1,9	62	–	–	–	4 776
2	10 969	4,2	128	–	–	–	10 841
3	12 739	4,8	222	40	3	62	12 412
4	13 261	5,0	295	207	14	118	12 627
5	14 323	5,4	289	602	18	212	13 201 + 1
6	15 808	6,0	401	1 214	55	402	13 736
7	17 076	6,5	453	1 603	106	696	14 218
8	18 438	7,0	452	1 875	279	1 183	14 648 + 1
9	19 760	7,5	467	2 080	414	1 729	15 070
10	22 168	8,4	425	2 149	671	2 869	16 053 + 1
11	25 601	9,7	396	2 299	1 181	4 342	17 383
12	27 819	10,6	473	2 733	1 552	5 228	17 833
13	29 908	11,4	500	3 374	2 211	5 901	17 921 + 1
14	30 458	11,6	589	3 305	2 788	6 130	17 644 + 2
Gesamt	263 166	100,0	5 152	21 481	9 292	28 872	198 363 + 6
%			2,0	8,2	3,5	11,0	75,3
					22,7		

+ Diese Fälle stellen die sog. Kriegsverletzung dar

Monat ist, gefolgt von den Monaten Juni und April. Die wenigsten Unfälle bei Kindern ereignen sich im November, Dezember und August (Tabelle 12).

Einen gewissen Anhaltspunkt über die *Schwere der Verletzungen* geben die Zahlen der stationär behandelten Fälle, die in den 11 Jahren im Durchschnitt 1 320 Fälle pro Monat betrug. Die meisten stationären Aufnahmen bei Kindern sind im Monat Januar mit + 26,2% und die wenigsten im November mit -33,9% (Tabelle 13) zu verzeichnen.

Jahresfrequenz der Sportunfälle

Die Zahl der Kinderunfälle, die in den Unfallkrankenhäusern behandelt wurden, weist von 1966–1976 eine kontinuierlich steigende Tendenz auf. Bei den Kinderunfällen selbst ist der Anteil des Sports als Unfallursache leicht steigend. Betrug er 1966 noch 18,5%, so ist er 1976 bereits mit 24,8% ausgewiesen (Tabelle 14).

Lokalisation der Verletzungen

Um einen Überblick zu bekommen, welche Körperregion am häufigsten von Verletzungen betroffen ist, wurden die Verletzungen der oberen und unteren Extremitäten ausgewertet. Bei den 263 166 Fällen fanden sich an den Extremitäten 207 125 Verletzungen (78,7%). Dabei zeigte sich, daß die Verletzungen an den oberen Extremitäten häufiger sind (115 389)

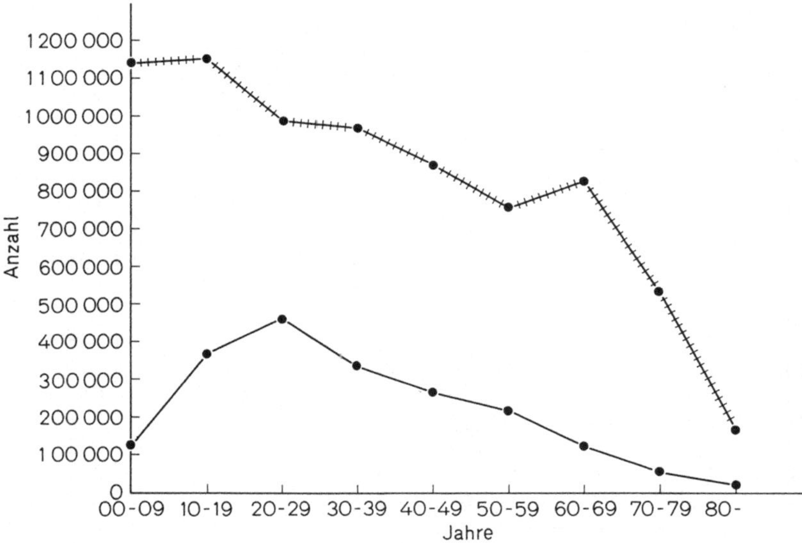

Abb. 3. Altersverteilung der Bevölkerung Österreichs 1974 (++++). In den UKH Österreichs behandelte Verletzte 1966—1976 (——)

Tabelle 11. Sport als Unfallursache bei den stationären Verletzten in % (11-Jahresdurchschnitt) nach Monaten

Monat	Ski %	Fußball %	Sonstiger Sport %
Januar	54,1	0,2	8,5
Februar	47,4	0,5	6,0
März	32,7	1,3	5,6
April	8,3	2,4	5,1
Mai	0,8	3,1	5,4
Juni	0,1	2,7	4,6
Juli	0,9	1,5	2,3
August	0,4	1,4	1,8
September	0,2	2,5	3,4
Oktober	0,2	4,5	7,1
November	6,3	2,4	15,6
Dezember	40,6	1,2	9,8

als an den unteren (91 736). Besonders auffallend ist diese Tatsache bei den 00—04jährigen (Tabelle 15).

Bei den Verletzungen an den unteren Extremitäten ist der Skisport als Unfallursache mit 18 781 (20,5%) führend. Von Interesse ist, daß beim Fußball *mehr* Verletzungen an den oberen Extremitäten entstanden als an den unteren (4 611 : 4 213) (Tabelle 16 und 17).

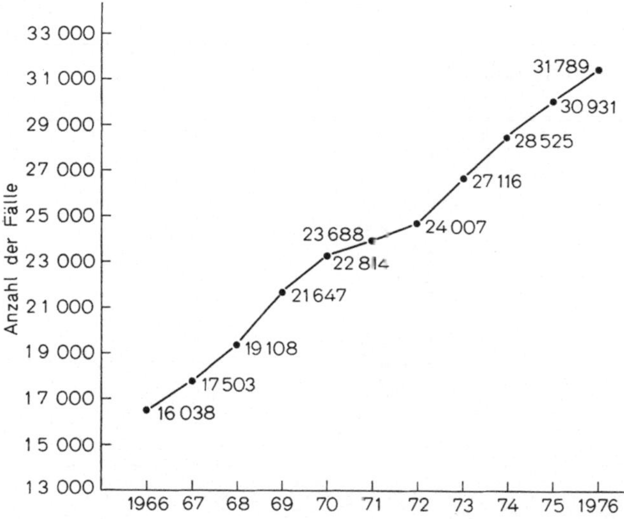

Abb. 4. Frequenzentwicklung der Unfälle von 00—14jährigen in den AUKH von 1966—1976

Tabelle 12. Frequenz von 11 Jahren nach Monaten stationär und ambulant

Monat	Stationär	Ambulant	Summe	± über dem Durchschnitt	
				Anzahl	%
Januar	1 667	20 405	22 072	+ 142	+ 0,6
Februar	1 282	18 139	19 421	− 2 509	− 11,4
März	1 232	20 928	22 160	+ 230	+ 1,0
April	1 217	24 256	25 473	+ 3 543	+ 16,1
Mai	1 377	24 806	26 183	+ 4 253	+ 19,4
Juni	1 448	24 402	25 850	+ 3 920	+ 17,9
Juli	1 521	18 929	20 450	− 1 480	− 6,7
August	1 488	17 831	19 319	− 2 611	− 11,9
September	1 402	21 192	22 594	+ 664	+ 3,0
Oktober	1 062	20 746	21 808	− 122	− 0,5
November	881	17 970	18 851	− 3 079	− 14,0
Dezember	1 268	17 717	18 985	− 2 945	− 13,4
Gesamt	15 845	247 321	263 166		

Anzahl der Diagnosen

Bei den 263 166 Fällen fanden sich pro Fall folgende Anzahl von Diagnosen = Anzahl von Verletzungen (Tabelle 18).

Der Begriff Polytrauma kann von dieser Auswertung *nicht* abgeleitet werden, da die Zahl der Diagnosen nichts über die Schwere der einzelnen Verletzungen aussagt, z.B. Hautabschürfungen an 3 verschiedenen Körperregionen sind 3 Diagnosen usw.

24

Tabelle 13. Stationäre Behandlung

Monat	± über dem Durchschnitt	
	Anzahl	%
Januar	+ 347	+ 26,2
Februar	− 38	− 2,9
März	− 88	− 6,8
April	− 103	− 8,0
Mai	+ 57	+ 4,4
Juni	+ 128	+ 10,0
Juli	+ 201	+ 15,5
August	+ 168	+ 13,0
September	+ 82	+ 6,3
Oktober	− 258	− 20,0
November	− 439	− 33,9
Dezember	− 52	− 4,0

Tabelle 14. Jahresfrequenz der Sportunfälle

Jahr	Gesamtunfälle	davon Ski	Fußball	Sonstiger Sport	Summe	%
1966	16 038	1 082	448	1 431	2 961	18,5
1967	17 503	1 189	476	1 472	3 137	18,0
1968	19 108	1 763	574	1 860	4 197	22,0
1969	21 647	2 414	622	1 963	4 999	23,1
1970	22 814	2 267	708	2 210	5 185	22,7
1971	23 688	1 856	707	2 522	5 085	21,5
1972	24 007	1 484	816	2 871	5 171	21,5
1973	27 116	2 573	966	3 144	6 683	24,6
1974	28 525	2 207	1 271	3 519	6 997	24,5
1975	30 931	2 266	1 272	3 826	7 364	23,8
1976	31 789	2 388	1 439	4 079	7 906	24,8
Gesamt	263 166	21 489	9 299	28 897	59 685	

Tabelle 15. Lokalisation der Verletzungen

Alter in Jahren	Obere Extremitäten Anzahl	%	Untere Extremitäten Anzahl	%	Summe
00−04	15 165	13,2	7 950	8,6	23 115
05−09	34 190	29,6	27 919	30,4	62 109
10−14	66 034	57,2	55 867	61,0	121 901
Gesamt	115 389	100,0	91 736	100,0	207 125

Tabelle 16. Unfallursachen – untere Extremitäten

Alter in Jahren	Straßen-verkehr	Ski	Fußball	Sonstiger Sport	Andere Ursachen
00–04	153	237	12	63	7 485
05–09	724	6 914	372	1 141	18 768
10–14	1 015	11 630	3 829	7 826	31 567
Gesamt	1 892	18 781	4 213	9 030	57 820
%	2,1	20,5	4,6	9,8	63,0
			34,9		

Tabelle 17. Unfallursachen – obere Extremitäten

Alter in Jahren	Straßen-verkehr	Ski	Fußball	Sonstiger Sport	Andere Ursachen
00–04	116	13	10	87	14 939
05–09	444	327	423	2 429	30 567
10–14	644	1 956	4 178	14 805	44 451
Gesamt	1 204	2 296	4 611	17 321	44 951
%	1,0	2,0	4,0	15,0	78,0
			21,0		

Tabelle 18. Anzahl der Diagnosen

Anzahl der Diagnosen	Anzahl der Fälle	%
1	253 898	96,5
2	7 721	2,9
3	1 070	0,4
4	282	0,1
5	126	
6	30	
7	25	
8	11	
9	2	
Gesamt	263 166	

Tabelle 19. Röntgenuntersuchung

Alter in Jahren	Anzahl	Davon Röntgen	%
00—04	41 808	22 751	54,4
05—09	85 407	56 416	66,0
10—14	135 951	108 472	79,8
Gesamt	263 166	187 639	71,3

Tabelle 20. Aktive Tetanusimpfung

Alter in Jahren	Anzahl	Davon Tetanusimpfung	%
00—04	41 808	6 659	15,9
05—09	85 407	21 074	25,0
10—14	135 951	26 027	19,1
Gesamt	263 166	53 760	20,4

Röntgenuntersuchung: 187 639

Bei der Untersuchung der 263 166 Fälle der Altersgruppen von 00—14 Jahre war zur richtigen Diagnosestellung bei 187 639 eine Röntgenuntersuchung notwendig (71,3%). Bei allen in den Unfallkrankenhäusern behandelten Verletzten wurde bei 73,6% das Röntgen in Anspruch genommen. Interessanterweise wurden die wenigsten Röntgenuntersuchungen bei der Altersgruppe 00—04 Jahre gemacht, nämlich nur in 54,4% (Tabelle 19).

Aktive Tetanusimpfung: 53 760

Bei den 263 166 Verletzten der Altersgruppe 00—14 wurden 53 760 aktive Tetanusimpfungen durchgeführt (20,4%) (Tabelle 20).

Spezieller Teil

Übersicht über die Verletzungsarten

Die bei Kindern am häufigsten vorkommende Verletzung ist die Zufallswunde mit 25,62%, gefolgt von den Knochenbrüchen und Epiphysenverletzungen mit 23,69%. An 3. und 4. Stelle stehen die Prellungen mit 18,91% und die Zerrungen der Gelenke mit 13,32% (Tabelle 21).

Tabelle 21. Verletzungsarten

	Anzahl der Fälle	%
Zufallswunden	67 398	25,62
Knochenbrüche und Epiphysenverletzungen	62 348	23,69
Prellungen	49 742	18,91
Zerrungen der Gelenke	35 032	13,32
Verschiedene Verletzungen	27 699	10,50
Hautabschürfungen	6 313	2,39
Hämatome	4 479	1,71
Hand- und Sehnenverletzungen	3 484	1,33
Bißverletzungen	2 446	0,93
Verletzungen des ZNS und peripherer Nerven	2 316	0,89
Verrenkungen	1 031	0,39
Verrenkungsbrüche	349	0,13
Traumatische Amputationen	317	0,12
Verletzungen Bauch und Urogenitaltrakt	116	0,04
Todesfälle	94	0,03
Gesamt	263 166	100,00

Hautabschürfungen: 6 313

Während bei den Zufallswunden die Region Gesicht und Kopf an 1. Stelle steht, finden sich die meisten Hautabschürfungen an den unteren Extremitäten (Tabelle 22).

Die Knaben überwiegen mit 3 977 Fällen (63,0%) gegenüber den Mädchen mit 2 336 Fällen (37,0%). Der Sport als Unfallursache ist mit nur 341 Fällen (5,4%) und der Straßenverkehr mit 229 (3,6%) beteiligt, alle übrigen entstanden durch „andere" Ursachen (Tabelle 23).

Beim Sport entstanden die meisten Hautabschürfungen durch „sonstiger" Sport (203 Fälle = 59,5%), 120 beim Fußball (35,2%) und nur 18 beim Skifahren.

Im Straßenverkehr geschahen die meisten Hautabschürfungen an den unteren Extremitäten (36,7%), Kopf und Gesicht folgen erst an 2. Stelle mit 32,3%.

Tabelle 22. Hautabschürfungen

Region	Anzahl	%
Gesicht und Kopf	1 741	27,6
Rumpf	147	2,3
Obere Extremitäten	1 718	27,6
Untere Extremitäten	2 707	42,9
Gesamt	6 313	100,0

Tabelle 23. Unfallursachen

Alter in Jahren	Straßen-verkehr	Sport	Andere Ursachen	Summe
00–04	26	4	1 201	1 231
05–09	104	64	2 360	2 528
10–14	99	273	2 182	2 554
Gesamt	229	341	5 743	6 313
%	3,6	5,4	91,0	100,0

1. Kopf und Gesicht: 1 741

In 66,7% waren Knaben und nur in 33,3% Mädchen betroffen. Wie bei den Zufallswunden ist bei dieser Körperregion der Anteil der Altersgruppe 05–09 Jahre mit 46,2% führend (Tabelle 24).

Tabelle 24. Hautabschürfungen: Kopf und Gesicht

Alter in Jahren	Männlich	Weiblich	Summe	%
00–04	361	224	585	33,6
05–09	526	279	805	46,2
10–14	274	77	351	20,2
Gesamt	1 161	580	1 741	100,0
%	66,7	33,3	100,0	

2. Rumpf: 147

Wie bei den Zufallswunden weist die Körperregion Rumpf auch bei den Hautabschürfungen den geringsten Anteil auf. Die Altersgruppe 10–14 Jahre ist führend.

3. Obere Extremitäten

Tabelle 25. Hautabschürfungen obere Extremitäten

Alter in Jahren	Männlich	Weiblich	Summe	%
00–04	158	91	249	14,5
05–09	397	214	611	35,6
10–14	605	252	857	49,9
Gesamt	1 162	557	1 718	100,0
%	67,6	32,4	100,0	

4. Untere Extremitäten

Tabelle 26. Hautabschürfungen untere Extremitäten

Alter in Jahren	Männlich	Weiblich	Summe	%
00–04	203	183	386	14,3
05–09	601	445	1 046	38,6
10–14	740	535	1 275	47,1
Gesamt	1 544	1 163	2 707	100,0
%	57,0	43,0	100,0	

Zufallswunden (Riß-, Quetsch- und Stichwunden): 67 398

Auffallend hoch ist die Zahl der Zufallswunden im Bereich des Gesichts und Kopfes (Tabelle 27).

Die Knaben überwiegen mit 46 715 Fällen (69,3%) gegenüber den Mädchen mit 20 683 (30,7%). Die meisten Zufallswunden entstanden durch „andere" Ursachen. Auffallend gering sind als Unfallursache der Sport mit 2 478 Fällen (3,7%) und der Straßenverkehr mit 1 283 (1,9%) (Tabelle 28).

1. Kopf und Gesicht: 39 816

Die meisten Wunden wurden im Bereich des Kopfes und des Gesichtes beobachtet. Auffallend hoch ist der Anteil der Altersgruppe 05–09 Jahre mit 43,3%, während bei den anderen Körperregionen die Altersgruppe der 10–14jährigen an der Spitze liegt (Tabelle 29).

2. Rumpf: 897

Die Region Rumpf weist vom ganzen menschlichen Körper die geringste Anzahl von Zufallswunden auf. Die Knaben sind mit 68,2% und die Mädchen mit 31,8% beteiligt.

Tabelle 27. Lokalisation

Region	Anzahl	%
Gesicht und Kopf	39 816	59,1
Rumpf	897	1,3
Obere Extremitäten	13 981	20,7
Untere Extremitäten	12 704	18,9
Gesamt	67 398	100,0

Tabelle 28. Unfallursachen

Alter in Jahren	Straßenverkehr	Sport	Andere Ursachen	Summe
00–04	180	54	17 487	17 721
05–09	492	687	26 565	27 744
10–14	611	1 737	19 585	21 933
Gesamt	1 283	2 478	63 637	62 398
%	1,9	3,7	94,4	100,0

Tabelle 29. Zufallswunden: Kopf und Gesicht

Alter in Jahren	Männlich	Weiblich	Summe	%
00–04	9 401	5 200	14 601	36,7
05–09	12 238	5 017	17 255	43,3
10–14	6 209	1 751	7 960	20,0
Gesamt	27 848	11 968	39 816	100,0
%	70,0	30,0	100,0	

3. Obere Extremitäten: 13 981

Die meisten Wunden an den oberen Extremitäten waren in der Altersgruppe 10–14 Jahre zu verzeichnen (Tabelle 30).

Tabelle 30. Zufallswunden obere Extremitäten

Alter in Jahren	Männlich	Weiblich	Summe	%
00–04	1 318	795	2 113	15,1
05–09	3 564	1 616	5 180	37,1
10–14	4 712	1 976	6 688	47,8
Gesamt	9 594	4 387	13 981	100,0
%	68,6	31,4	100,0	

4. Untere Extremitäten: 12 704

Tabelle 31. Zufallswunden untere Extremitäten

Alter in Jahren	Männlich	Weiblich	Summe	%
00–04	536	387	923	7,3
05–09	3 248	1 667	4 915	38,7
10–14	4 877	1 989	6 866	54,0
Gesamt	8 661	4 043	12 704	100,0
%	68,2	31,8	100,0	

Bißverletzungen: 2 446

In den Unfallkrankenhäusern kamen bei 1 999 921 Verletzten insgesamt 9 534 Fälle von Bißverletzungen durch Tiere in Behandlung (0,48%). 2 446 dieser Verletzungen (25,6%) betrafen Kinder von 00–14 Jahre (Tabelle 32).

Im Vordergrund stehen die Bißverletzungen durch Hunde und Katzen. Interessant ist, daß die Anzahl der Bißverletzungen durch Tiere *ab dem 5. Lebensjahr bis zum 49. Lebensjahr* ungefähr gleich bleibt.

Tabelle 32. Bißverletzungen durch Tiere

Alter in Jahren	Männlich	Weiblich	Summe	%
00–04	227	193	420	17,1
05–09	584	409	993	40,6
10–14	596	437	1 033	42,3
Gesamt	1 407	1 039	2 446	100,0
%	57,5	42,5	100,0	

Prellungen: 49 742

Während bei den Zerrungen die unteren Extremitäten am meisten betroffen sind, finden sich die meisten Prellungen an den oberen Extremitäten (42,1%) und hier vor allem im Bereich der Mittelhand und der Finger. Im Straßenverkehr entstanden die meisten Schädelprellungen und beim Fußball die meisten Prellungen der Füße (Tabelle 33 und 34).

Tabelle 33. Lokalisation und Unfallursache

Region	Straßen-verkehr	Ski	Fußball	Sonstiger Sport	Andere Ursachen	Summe
Kopf u. Gesicht	1 044	90	107	593	6 735	8 569
Hals	4	1	–	7	39	51
Rumpf	246	43	62	268	315	1 934
Schulter	45	76	62	241	941	1 395
Ellbogen	77	48	122	713	3 523	4 483
Hand u. Handwurzel	19	56	271	1 054	3 210	4 610
Mittelhand u. Finger	42	157	476	2 016	7 785	10 476
Hüfte	80	21	17	73	431	622
Oberschenkel	84	16	27	54	365	546
Knie	211	323	229	542	2 843	4 148
Unterschenkel	132	255	139	134	1 100	1 760
Oberes Sprunggelenk	37	31	141	87	1 169	1 465
Fuß	54	51	491	958	4 437	5 991
Zehen	4	1	459	2 149	1 079	3 692
Gesamt	1 879	1 169	2 603	8 889	35 002	49 742
%	4,0	2,4	5,2	18,0	70,4	100,0
			25,6			

Zerrungen der Gelenke: 35 032

Die Zerrungen der Gelenke an den unteren Extremitäten überwiegen mit 21 575 Fällen (61,1%) gegenüber denen an den oberen Extremitäten mit 13 457 (38,9%). Von allen Gelenken ist das obere Sprunggelenk mit 33,7% am meisten betroffen (Tabelle 35 und 36). Der Sport war in 36,6% Unfallursache, der Straßenverkehr spielt eine untergeordnete Rolle.

Beim Skifahren ist das Kniegelenk und beim Fußball das obere Sprunggelenk am meisten gefährdet. Auffallend gering sind die Zerrungen der Schulter und des Ellbogengelenks. Die meisten Zerrungen kommen in der Altersgruppe 10–14 Jahre vor.

Tabelle 34. Prellungen

Alter in Jahren	Männlich	Weiblich	Summe	Straßenverkehr	Ski	Fußball	Sonstiger Sport	Andere Ursachen
Kopf und Gesicht								
00–04	1 536	1 144	2 680	299	–	–	11	2 440
05–09	2 039	1 258	3 297	477	32	18	155	2 615
10–14	1 782	810	2 592	338	58	89	427	1 680
Gesamt	5 357	3 212	8 589	1 044	90	107	593	6 735
%	62,5	37,5	100,0	12,2	1,1	1,2	6,9	78,6
						9,2		
Hals								
00–04	5	3	8	–	–	–	–	8
05–09	14	8	22	3	–	–	–	19
10–14	15	6	21	1	1	–	7	12
Gesamt	34	17	51	4	1	–	7	39
%	66,7	33,3	100,0	7,8	2,0	–	13,7	76,5
						15,7		
Rumpf								
00–04	100	71	171	45	1	–	–	125
05–09	425	222	647	109	7	4	40	487
10–14	779	337	1 116	92	35	58	228	703
Gesamt	1 304	630	1 934	246	43	62	268	703
%	67,4	32,6	100,0	12,7	2,2	3,2	13,9	68,0
						19,3		
Schulter								
00–04	136	120	256	4	1	–	3	248
05–09	193	102	295	18	6	4	30	237
10–14	530	314	844	23	69	58	208	486
Gesamt	859	536	1 395	45	76	62	241	971
%	61,6	38,4	100,0	3,2	5,5	4,4	17,3	69,6
						27,2		

Tabelle 34 (Fortsetzung)

Alter in Jahren	Männlich	Weiblich	Summe	Straßenverkehr	Ski	Fußball	Sonstiger Sport	Andere Ursachen
Ellbogen								
00−04	218	228	446	1	2	1	5	437
05−09	932	626	1 558	37	11	16	129	1 365
10−14	1 326	1 153	2 479	39	35	105	579	1 721
Gesamt	2 476	2 007	4 483	77	48	122	713	3 523
	55,0	45,0	100,0	1,7	1,1	2,7	15,9	78,6
						19,7		
Hand und Handwurzel								
00−04	185	186	371	−	−	−	−	371
05−09	271	336	607	4	8	13	75	507
10−14	1 847	1 785	3 632	15	48	258	979	2 332
Gesamt	2 303	2 307	4 610	19	56	271	1 054	3 210
%	50,0	50,0	100,0	0,4	1,2	5,9	22,9	69,6
						30,0		
Mittelhand und Finger								
00−04	715	528	1 243	4	−	1	6	1 232
05−09	1 303	855	2 158	8	18	39	201	1 892
10−14	4 191	2 884	7 075	30	139	436	1 809	4 659
Gesamt	6 209	4 267	10 476	42	157	476	2 016	7 783
%	59,2	40,8	100,0	0,4	1,5	4,6	19,2	74,3
						25,3		
Hüfte								
00−04	79	50	129	3	−	−	−	126
05−09	147	75	222	38	2	2	9	171
10−14	175	96	271	39	19	15	64	134
Gesamt	401	221	622	80	21	17	73	431
%	64,5	35,5	100,0	12,9	3,4	2,7	11,7	69,3
						17,8		

Tabelle 34 (Fortsetzung)

Alter in Jahren	Männ- lich	Weib- lich	Summe	Straßen- verkehr	Ski	Fuß- ball	Sonstiger Sport	Andere Ursachen
Oberschenkel								
00–04	56	28	84	9	–	–	2	73
05–09	116	55	171	16	–	3	7	135
10–14	188	103	291	49	16	24	45	157
Gesamt	360	186	546	84	16	27	54	365
%	65,9	34,1	100,0	15,4	2,9	4,9	9,9	66,9
						17,7		
Knie								
00–04	235	132	367	13	5	1	2	364
05–09	696	416	1 112	81	121	22	70	818
10–14	1 598	1 071	2 569	117	197	206	470	1 679
Gesamt	2 529	1 619	4 148	211	323	229	542	2 843
%	61,0	39,0	100,0	5,1	7,8	5,5	13,1	68,5
						26,5		
Unterschenkel								
00–04	247	183	430	9	11	1	8	401
05–09	285	166	451	58	100	8	20	265
10–14	587	292	879	65	144	130	106	434
Gesamt	1 119	641	1 760	132	255	139	134	1 100
%	63,6	36,4	100,0	7,5	14,5	7,9	7,6	62,6
						30,0		
Oberes Sprunggelenk								
00–04	190	184	374	2	–	–	1	371
05–09	245	215	460	12	4	15	12	417
10–14	443	188	631	23	27	126	74	381
Gesamt	878	587	1 465	37	31	141	87	1 169
%	60,0	40,0	100,0	2,6	2,1	9,6	5,9	79,8
						17,6		

Tabelle 34 (Fortsetzung)

Alter in Jahren	Männlich	Weiblich	Summe	Straßenverkehr	Ski	Fußball	Sonstiger Sport	Andere Ursachen
Fuß								
00–04	555	334	889	9	2	3	4	871
05–09	1 100	536	1 636	15	5	48	141	1 427
10–14	2 256	1 210	3 466	30	44	440	813	2 139
Gesamt	3 911	2 080	5 991	54	51	491	958	4 437
%	65,3	34,7	100,0	0,9	0,9	8,2	16,0	74,0
						25,1		
Zehen								
00–04	89	62	151	–	–	1	148	2
05–09	363	281	644	2	1	18	504	119
10–14	1 770	1 127	2 897	2	–	440	1 497	958
Gesamt	2 222	1 470	3 692	4	1	459	2 149	1 079
%	60,2	39,8	100,0	0,9		12,5	58,2	29,2
						70,7		

Tabelle 35. Lokalisation und Unfallursachen

Region	Straßenverkehr	Ski	Fußball	Sonstiger Sport	Andere Ursachen	Summe
Halswirbelsäule	65	24	9	270	523	891
Schulter	1	14	6	77	186	284
Ellbogen	2	15	20	150	842	1 029
Hand u. Handwurzel	17	72	238	1 634	1 668	3 629
Finger	6	319	457	2 401	4 441	7 624
Hüfte	–	6	13	29	71	119
Knie	14	2 486	168	361	1 154	4 184
Sprunggelenk	41	1 116	504	1 078	8 936	11 675
Fußwurzel	16	166	266	756	3 950	5 154
Zehen	–	1	38	160	244	443
Gesamt	162	4 219	1 720	6 916	22 015	35 032
%	0,4	12,2	4,9	19,6	62,9	100,0
			36,7			

Tabelle 36. Zerrungen der Gelenke

Alter in Jahren	Männlich	Weiblich	Summe	Straßenverkehr	Ski	Fußball	Sonstiger Sport	Andere Ursachen
Halswirbelsäule								
00−04	53	28	81	3	−	1	3	74
05−09	152	81	233	19	1	1	30	182
10−14	340	237	577	41	23	7	237	269
Gesamt	545	346	891	63	24	9	270	525
%	61,2	38,8	100,0	7,1	2,7	1,0	30,7	58,9
						34,4		
Schultergelenk								
00−04	33	27	60	−	−	−	−	60
05−09	16	17	33	−	1	−	7	25
10−14	112	79	191	−	13	6	70	102
Gesamt	161	123	284	−	14	6	77	187
%	56,7	43,3	100,0	−	4,9	2,1	27,1	65,9
						34,1		
Ellbogengelenk								
00−04	117	148	265	−	1	−	1	263
05−09	203	143	346	−	1	2	22	321
10−14	205	213	418	−	13	18	127	260
Gesamt	525	504	1 029	−	15	20	150	844
%	51,0	49,0	100,0	−	1,5	1,9	14,6	82,0
						18,0		
Handgelenk und Handwurzel								
00−04	129	142	271	−	−	−	2	269
05−09	191	278	469	3	5	4	72	385
10−14	1 454	1 435	2 889	14	67	234	861	1 713
Gesamt	1 774	1 855	3 629	17	72	238	925	2 367
%	49,0	51,0	100,0	0,5	2,0	6,5	25,8	65,2
						34,3		

Tabelle 36 (Fortsetzung)

Alter in Jahren	Männlich	Weiblich	Summe	Straßenverkehr	Ski	Fußball	Sonstiger Sport	Andere Ursachen
Fingergelenk								
00—04	86	50	136	—	—	—	1	135
05—09	719	435	1 151	1	37	41	162	913
10—14	3 623	2 711	6 334	8	282	416	2 238	3 390
Gesamt	4 428	2 711	7 624	9	319	457	2 401	4 438
%	58,0	42,0	100,0	0,1	4,2	6,0	31,5	58,2
						41,7		
Hüftgelenk								
00—04	15	8	23	—	—	—	—	23
05—09	21	14	35	—	1	1	3	50
10—14	37	24	61	—	5	12	26	18
Gesamt	73	46	119	—	6	13	29	71
%	61,3	38,7	100,0	—	5,0	10,9	24,4	59,7
						40,3		
Kniegelenk								
00—04	91	52	143	—	15	—	—	128
05—09	952	437	1 425	—	1 087	12	24	302
10—14	1 508	1 108	2 616	—	1 384	157	326	749
Gesamt	2 551	1 633	4 184	—	2 468	169	350	1 179
%	61,0	39,0	100,0	—	59,4	4,0	8,4	28,2
						71,8		
Sprunggelenk								
00—04	458	350	808	—	8	3	5	782
05—09	1 669	1 524	3 193	—	189	69	100	2 835
10—14	3 859	3 815	7 674	—	919	432	973	5 350
Gesamt	5 986	5 689	11 675	—	1 116	504	1 078	8 977
%	51,3	48,7	100,0	—	9,5	4,3	9,2	77,0
						23,0		

Tabelle 36 (Fortsetzung)

Alter in Jahren	Männlich	Weiblich	Summe	Straßenverkehr	Ski	Fußball	Sonstiger Sport	Andere Ursachen
Fußwurzel								
00—04	306	190	496	—	1	1	1	493
05—09	782	508	1 290	3	34	28	112	1 113
10—14	1 917	1 451	3 368	13	131	237	640	2 347
Gesamt	3 005	2 149	5 154	16	166	266	753	3 953
%	58,3	41,7	100,0	0,3	3,2	5,2	14,6	76,7

23,0

Hämatome: 4 479

Bei den Hämatomen spielen Straßenverkehr und Sport als Unfallursache eine unbedeutende Rolle. Finger und Zehen sind am meisten betroffen (Tabelle 37). Im Code wird zwischen den Nagelhämatomen der Finger und der der Zehen nicht unterschieden.

Bei den 3 361 *Nagelhämatomen* wurde als Behandlung in 1 097 Fällen (32,6%) der entsprechende Zehen- oder Fingernagel entfernt (Tabelle 38).

Tabelle 37. Verteilung der Hämatome nach Regionen

Region	Männlich	Weiblich	Summe
Kopf u. Gesicht	251	160	411
Hals	1	—	1
Obere Extremitäten	31	13	44
Rumpf	16	14	30
Oberschenkel	43	15	58
Knie	259	138	397
Unterschenkel	113	37	150
Fuß	21	6	27
Finger u. Zehen	2 188	1 173	3 361
Gesamt	2 923	1 556	4 479
%	65,3	34,7	100,0

Knochenbruch — Verrenkungsbruch — Gelenkverrenkung

Knochenbrüche sind bei Kindern häufiger als bei den Erwachsenen, die Gelenkverrenkungen hingegen und die Verrenkungsbrüche seltener (Tabelle 39).

Tabelle 38. Nagelentfernung

Alter in Jahren	Anzahl der Fälle	Davon Nagelentfernung Anzahl	in %
00—04	722	285	39,5
05—09	1 292	459	35,5
10—14	1 347	353	26,2
Gesamt	3 361	1 097	32,6

Tabelle 39. Knochenbruch — Verrenkungsbruch — Gelenkverrenkung

Alter	Anzahl der Verletzten	Knochenbruch (inkl. Epiphysen) Anzahl	%	Verrenkungsbruch (inkl. Epiphysen) Anzahl	%	Gelenkverrenkung Anzahl	%
Kinder 00—14	263 166	62 348	23,7	349	0,1	1 031	0,4
Erwachsene 15—	1 736 755	367 288	21,1	16 455	4,5	18 465	1,1
Gesamt	1 999 921	429 636	21,5	16 804	0,8	19 496	1,0

Knochenbrüche allgemein: 62 348

In den 6 Unfallkrankenhäusern Österreichs wurden in den 11 Berichtsjahren insgesamt 429 636 Knochenbrüche behandelt. Die meisten Knochenbrüche fanden sich in der Altersgruppe 20—29 Jahre. Die Kinder von 00—14 sind mit 62 348 Fällen (14,5%) vertreten (Tabelle 40).

Nicht in der Tabelle enthalten sind 2 Fälle, die durch „Kriegseinwirkung" entstanden sind.

35,7% aller Knochenbrüche entstanden beim Sport, während der Straßenverkehr als Unfallursache nur in 2,4% der Fälle vorkommt.

Der häufigste Knochenbruch bei Kindern ist der isolierte Schienbeinschaftbruch (Tabelle 41); die meisten Epiphysenverletzungen kommen im Bereich des Daumens und der 3gliedrigen Finger vor (Tabelle 42).

Verrenkungsbrüche allgemein: 349

Von 1966—1976 wurden in den Unfallkrankenhäusern insgesamt 16 804 Verrenkungsbrüche behandelt. Die meisten kamen in der Altersgruppe 50—59 Jahre vor; die kindlichen machen nur 2,1% aller Fälle aus (Tabelle 43).

Tabelle 40. Unfallursachen der Knochenbrüche bei Kindern

Alter in Jahren	Männlich	Weiblich	Summe	Straßenverkehr	Ski	Fußball	Sonstiger Sport	Andere Ursachen
00–04	3 858	2 761	6 519	184	191	8	69	6 167
05–09	14 462	8 727	23 189	596	4 745	271	1 502	16 072
10–14	21 104	11 436	32 540	674	7 555	1 992	5 957	16 357
Gesamt	39 424	22 924	62 348	1 460	12 491	2 271	7 528	38 596
%	63,2	36,8	100,0	2,4	20,0	3,6	12,1	61,9

35,7

Tabelle 41. Die häufigsten Knochenbrüche

Lokalisation	Anzahl	% von allen Knochenverletzungen
Isolierter Schienbeinschaft	8 353	13,39
Distaler Unterarmschaft	7 720	12,38
Unterarmschaft	5 731	9,19
Schlüsselbein	5 537	8,88
3gliedrige Finger	3 526	5,65
Isolierter Speichenschaft	3 241	5,20
Supracondylärer Oberarm	2 629	4,21
1.–5. Mittelhandknochen	2 291	3,67
Unteraschenkelschaft	2 247	3,60
Zehen	2 133	3,42
Supramalleolärer Unterschenkel	1 944	3,12
Schädel	1 763	2,83
Speiche an typischer Stelle	1 679	2,69
Ein Mittelfußknochen	1 672	2,68

Tabelle 42. Die häufigsten Epiphysenverletzungen

Lokalisation	Anzahl	% von allen Knochenverletzungen
Daumen und 3gliedrige Finger	5 708	9,15
Unteres Speichenende	5 433	8,71
Äußerer Knöchel	2 475	3,97
Unteres Schienbeinende	1 723	2,76

Tabelle 43. Unfallursachen

Alter in Jahren	Männlich	Weiblich	Summe	Straßenverkehr	Ski	Fußball	Sonstiger Sport	Andere Ursachen
00—04	5	5	10	—	—	—	—	10
05—09	75	53	128	7	2	—	7	112
10—14	112	99	211	21	31	5	33	121
Gesamt	192	157	349	28	33	5	40	232
%	55,0	45,0	100,0	8,0	9,5	1,4	11,5	69,6
						22,4		

Verrenkungen allgemein: 1 031

Von 19 496 Verrenkungen, die in den 11 Berichtsjahren behandelt wurden, entfielen 1 031 auf die Altersgruppe 00—14 Jahre (5,8%). Die meisten Verrenkungen kamen in der Altersgruppe 20—29 Jahre mit 3 623 Fällen (18,6%) vor. Während der Straßenverkehr als Unfallursache unbedeutend ist, ist der Sport hingegen mit 29,3% eine der Hauptunfallursachen (Tabelle 44).

Tabelle 44. Unfallursachen

Alter in Jahren	Männlich	Weiblich	Summe	Straßenverkehr	Ski	Fußball	Sonstiger Sport	Andere Ursachen
00—04	27	44	71	2	1	—	—	68
05—09	157	91	248	2	5	5	24	212
10—14	534	278	812	8	30	73	193	508
Gesamt	718	413	1 131	12	36	78	217	788
%	63,5	36,5	100,0	1,1	3,2	6,9	19,2	69,6
						29,3		

Brüche im Bereich des Schädels: 1 763

Neben den 1 763 Brüchen im Schädelbereich fanden sich 3 Verrenkungen des Unterkiefers (Tabelle 45).

Tabelle 45. Brüche im Bereich des Schädels

	Anzahl der Fälle	%
Schädelbasis	101	5,7
Stirnbein	146	8,3
Stirnbeinimpression	57	3,7
Nasenbein	864	49,0
Augenhöhlenwand	4	0,2
Oberkiefer und Jochbein	67	3,8
Scheitelbein	298	16,9
Scheitelbeinimpression	61	3,5
Hinterhaupt	109	6,2
Hinterhauptimpression	12	0,7
Unterkiefer	44	2,5
Gesamt	1 763	100,0

Schädelbasisbruch: 101 (Tabelle 46)

Tabelle 46. Unfallursachen Schädelbasisbruch

Alter in Jahren	Männlich	Weiblich	Summe	Straßenverkehr	Ski	Fußball	Sonstiger Sport	Andere Ursachen
00–04	14	8	22	5	–	–	–	17
05–09	26	13	39	16	–	–	–	23
10–14	27	13	40	21	2	–	2	15
Gesamt	67	34	101	42	2	–	2	55
%	66,3	33,7	100,0	41,5	2,0	–	2,0	54,5
						4,0		

Stirnbeinbruch: 203

Die 203 Stirnbeinbrüche (Tabelle 47) setzen sich aus 146 Brüchen und 57 Impressionsbrüchen (28,1%) zusammen. Bei den 146 Brüchen wurde in 5 Fällen trepaniert und dabei bei einem Fall die zerrissene Dura genäht.

Bei 32 (56,1%) von den 57 Impressionsbrüchen wurde die Impression gehoben und dabei bei 5 Fällen die Dura genäht oder durch eine Plastik verschlossen.

Nasenbeinbruch: 864

Von den 864 Nasenbeinbrüchen (Tabelle 48) waren 66 *offene* Brüche (7,6%). Bei 3 Fällen wurde sogar schon in diesem Alter eine *Knochenspanplastik* gemacht.

Tabelle 47. Unfallursachen Stirnbeinbruch

Alter in Jahren	Männlich	Weiblich	Summe	Straßenverkehr	Ski	Fußball	Sonstiger Sport	Andere Ursachen
00—04	24	26	50	16	—	—	—	34
05—09	55	32	87	35	2	—	3	47
10—14	49	17	66	22	2	4	5	33
Gesamt	128	75	203	73	4	4	8	114
%	63,0	37,0	100,0	36,0	2,0	2,0	4,0	56,0
						8,0		

Tabelle 48. Unfallursachen Nasenbeinbruch

Alter in Jahren	Männlich	Weiblich	Summe	Straßenverkehr	Ski	Fußball	Sonstiger Sport	Andere Ursachen
00—04	53	27	80	3	—	—	—	77
05—09	187	119	306	14	1	2	16	273
10—14	341	137	478	20	11	38	101	308
Gesamt	581	283	864	37	12	40	117	658
%	67,2	32,8	100,0	4,3	1,4	4,6	13,5	76,2
						19,5		

Scheitelbeinbruch: 359

Unter den 359 Scheitelbeinbrüchen (Tabelle 49) fanden sich 61 Impressionsbrüche (17,0%), von denen 43 operativ versorgt wurden (70,5%).

Tabelle 49. Unfallursachen Scheitelbeinbruch

Alter in Jahren	Männlich	Weiblich	Summe	Straßenverkehr	Ski	Fußball	Sonstiger Sport	Andere Ursachen
00—04	70	42	112	24	—	—	—	88
05—09	98	41	139	39	1	—	—	99
10—14	79	29	108	41	—	1	7	59
Gesamt	247	112	359	104	1	1	7	246
%	68,8	31,2	100,0	29,0	0,3	0,3	2,0	68,4
						2,6		

Hinterhauptbruch: 121

Von den 121 Hinterhauptbrüchen (Tabelle 50) waren 12 Impressionsbrüche (9,9%). Bei 7 Fällen wurde die Impression gehoben.

Tabelle 50. Unfallursachen Hinterhauptbruch

Alter in Jahren	Männ- lich	Weib- lich	Summe	Straßen- verkehr	Ski	Fuß- ball	Sonstiger Sport	Andere Ursachen
00–04	23	15	38	10	–	–	–	28
05–09	35	16	51	17	–	–	–	34
10–14	27	5	32	13	1	–	2	16
Gesamt	85	36	121	40	1	–	2	78
%	70,2	29,8	100,0	33,1	0,8	–	1,6	64,5

2,4

Oberkiefer- und Jochbeinbruch: 67 (Tabelle 51)

Tabelle 51. Unfallursachen Oberkiefer- und Jochbeinbruch

Alter in Jahren	Männ- lich	Weib- lich	Summe	Straßen- verkehr	Ski	Fuß- ball	Sonstiger Sport	Andere Ursachen
2	1	–	1	–	–	–	–	1
3	–	2	2	1	–	–	–	1
4	1	–	1	1	–	–	–	–
5	1	3	4	2	–	–	–	2
6	2	1	3	1	–	–	–	2
7	2	2	4	1	–	–	–	3
8	4	1	5	2	–	–	–	3
9	5	4	9	5	–	1	–	3
10	6	–	6	–	–	–	1	5
11	5	5	10	6	–	–	–	4
12	6	2	8	3	–	–	–	5
13	3	3	6	5	–	–	–	1
14	5	3	8	3	1	1	–	3
Gesamt	41	26	67	30	1	2	2	32
%	61,2	38,8	100,0	44,8	1,5	3,0	3,0	47,7

7,5

Unterkieferbruch: 44

Der hohe Prozentsatz der Mädchen bei den Unterkieferbrüchen ist durch die Unfallursache Straßenverkehr bedingt (Tabelle 52).

Tabelle 52. Unfallursachen Unterkieferbruch

Alter in Jahren	Männlich	Weiblich	Summe	Straßenverkehr	Ski	Fußball	Sonstiger Sport	Andere Ursachen
2	2	1	3	–	–	–	–	3
4	–	1	1	–	–	–	–	1
4	1	1	2	–	–	–	1	1
6	1	2	3	–	–	–	–	3
7	2	2	4	3	–	–	–	1
8	1	1	2	1	–	–	–	1
9	2	2	4	3	–	–	–	1
10	2	3	5	1	–	–	1	3
11	4	2	6	3	–	–	1	2
12	7	1	8	3	–	–	1	4
13	–	1	1	1	–	–	–	–
14	3	2	5	3	–	–	–	2
Gesamt	25	19	44	18	–	–	4	22
%	56,8	43,2	100,0	40,9	–	–	9,1	50,0

9,1

Wirbelsäule: 209

Bei Kindern kommt es nur bei *extremen* Gewalteinwirkungen zu einer Verletzung der Wirbelsäule (Tabelle 53).

Tabelle 53. Lokalisation

	Anzahl	%
1. und 2. Halswirbel	13	6,2
3.–7. Halswirbel	33	15,8
1.–9. Brustwirbel	49	23,4
10.–12. Brustwirbel	14	6,7
1.–5. Lendenwirbel	51	24,4
Kreuz- und Steißbein	38	18,2
Dorn- und Querfortsatz	11	5,3
Gesamt	209	100,0

Verletzungen des 1. und 2. Halswirbels: 13

Die 13 Fälle von Verletzungen im Bereich des 1. und 2. Halswirbels teilen sich wie folgt auf (Tabelle 54—56).

Bei einem Verrenkungsbruch des Dens axis kam es gleichzeitig zu einer Verletzung des Rückenmarks (s.S. 113).

Zu den Brüchen des Dens axis ist zu sagen, daß bis heute in der Literatur *keine* einheitliche Auffassung herrscht, ob es sich bei Kindern um eine Epiphysenlösung oder um einen Bruch handelt.

Tabelle 54. Verletzungen des 1. und 2. Halswirbels

	Anzahl
Dens axis-Brüche	6
Dens axis-Verrenkungsbrüche	2
Abrißbruch des Dens axis	1
Bruch des 1. und 2. Halswirbels ohne Dens axis	3
Abrißbruch des 1. und 2. Halswirbels ohne Dens axis	1
Gesamt	13

Verletzungen des Dens axis (Tabelle 55)

Tabelle 55. Verletzungen des Dens axis

Alter in Jahren	Geschlecht	Unfallursache	Behandlung	Nebenverletzung
1. Bruch				
4	Männlich	Andere	Gipsverband	—
4	Männlich	Andere	Gipsverband	—
5	Weiblich	Andere	Gipsverband	—
5	Männlich	Straßenverkehr	Gipsverband	Stirnbeinbruch
6	Männlich	Andere	Gipsverband	—
14	Männlich	Straßenverkehr	Gipsverband	Oberarm- und Schlüsselbeinbruch
2. Verrenkungsbruch				
9	Männlich	Andere	Gipsverband	—
12	Männlich	Ski	Crutchfield-Extension	Rückenmarksverletzung
3. Abrißbruch				
14	Weiblich	Straßenverkehr	Gipsverband	Gesichtswunden

Tabelle 56. Verletzungen des 1. und 2. Halswirbels ohne Dens axis

Alter in Jahren	Geschlecht	Unfallursache	Behandlung	Nebenverletzungen
1. Bruch				
9	Männlich	Andere	Gipsverband	–
10	Weiblich	Sonstiger Sport	Gipsverband	–
13	Männlich	Sonstiger Sport	Gipsverband	–
2. Abrißbruch				
10	Weiblich	Sonstiger Sport	Gipsverband	–

Verletzungen des 3.–7. Halswirbels: 34

1. Bruch
Der jüngste Verletzte war 5 Jahre alt. Fünf von den 10 Fällen entstanden beim Sport. Bei zwei Fällen bestand auch eine Verletzung des Rückenmarks (Tabelle 57).

2. Subluxation
Die Diagnose bei den Subluxationen im Bereich der Halswirbelsäule kann bei Kindern Schwierigkeiten bereiten, zumal es in diesem Wirbelsäulenabschnitt während des Wachstums *viele Varianten* gibt, die noch der Norm zugerechnet werden können.

In unserem Material fanden sich 16 Subluxationen, 10 bei Knaben und 6 bei Mädchen.

3. Verrenkung
Eine Verrenkung im Bereich des 3.–7. Halswirbels wurde nicht nachgewiesen.

Brüche des 1.–9. Brustwirbels: 49

Im Code wird zwischen den einzelnen Brustwirbeln *nicht* unterschieden, sondern nur 2 Gruppen, nämlich 1.–9. und 10.–12. Brustwirbel.

Von den 49 Fällen hatten 10 bis zu 3 Nebenverletzungen, vor allem im Bereich des distalen Unterarms. Bei 3 Fällen kam es gleichzeitig zu einer Verletzung des Rückenmarks (s.S. 113) Achtundvierzig von den 49 Fällen wurden ohne Gipsverband behandelt. Nur bei einem 12jährigen Mädchen wurde der Bruch reponiert und mit einem Gipsmieder ruhiggestellt.

Bei den Brustwirbelbrüchen können die Scheuermannsche Erkrankung oder angeborene Keilwirbel in der Differentialdiagnose Schwierigkeiten bereiten.

Brüche des 10.–12. Brustwirbels: 14

Als Unfallursache fand sich in 50% sonstiger Sport und in 50% „andere" Ursachen (Tabelle 59). Zwölf von den 14 Fällen wurden ohne Gipsverband behandelt, bei 1 Fall wurde der

Tabelle 57. Verletzungen des 3.–7. Halswirbels

Alter in Jahren	Geschlecht	Unfallursache	Behandlung	Nebenverletzungen
1. Bruch				
7	Männlich	Andere	–	Rückenmark- u. Schädel-hirnverletzung
8	Männlich	Fußball	Gipsverband	–
12	Männlich	Andere	Gipsverband	Rückenmarkverletzung
12	Männlich	Andere	Reposition, Gipsverband	–
12	Weiblich	Ski	Gipsverband	Brustwirbelbruch
13	Männlich	Andere	Gipsverband	–
13	Männlich	Andere	Gipsverband	–
13	Männlich	Sonstiger Sport	Gipsverband	–
14	Weiblich	Ski	Gipsverband	Armplexusausriß
14	Weiblich	Sonstiger Sport	Gipsverband	–
2. Verrenkungsbruch				
9	Männlich	Straßenverkehr	Crutchfield-Extension	–
11	Männlich	Andere	Gipsverband	–
11	Männlich	Straßenverkehr	Gipsverband	Rückenmarkverletzung, Unterschenkelbruch
14	Weiblich	Sonstiger Sport	Reposition, Gipsverband	–
3. Abrißbruch				
13	Weiblich	Sonstiger Sport	Gipsverband	–
13	Weiblich	Straßenverkehr	Gipsverband	–
14	Weiblich	Sonstiger Sport	Gipsverband	–
14	Männlich	Straßenverkehr	Gipsverband	Milzruptur, Schulterblatt-bruch

Bruch eingerichtet und im Gipsmieder ruhiggestellt und bei 1 Fall ohne Einrichtung ein Gipsmieder angelegt.

Eine Verletzung des Rückenmarks fand sich in *keinem* Fall.

Abrißbruch des 10.–12. Brustwirbels: 1
Die Behandlung war konservativ.

Verletzungen des 1.–5. Lendenwirbels: 51

Der Literatur nach werden bei Kindern Brüche unterhalb des 1. Lendenwirbels praktisch nicht beobachtet. Nur Blount vertritt die Ansicht, daß Kompressionsbrüche im Bereich der Lendenwirbel erst ab dem 6. Lebensjahr vorkommen können. In unserem Verletztengut war der jüngste Verletzte 3 Jahre alt.

Tabelle 58. Unfallursachen 1.—9. Brustwirbel

Alter in Jahren	Männlich	Weiblich	Summe	Straßenverkehr	Ski	Fußball	Sonstiger Sport	Andere Ursachen
6	—	1	1	—	—	—	—	1
7	—	2	2	—	—	—	—	2
8	2	2	4	—	—	—	3	1
9	—	2	2	1	—	—	—	1
10	4	—	4	—	—	—	—	4
11	5	1	6	—	1	—	2	3
12	9	4	13	—	1	—	8	4
13	3	—	3	—	—	—	1	2
14	12	2	14	—	2	1	1	10
Gesamt	35	14	49	1	4	1	15	28
%	71,4	28,6	100,0	2,0	8,2	2,0	30,6	57,2

40,8

Tabelle 59. Unfallursachen 10.—12. Brustwirbel

Alter in Jahren	Männlich	Weiblich	Summe	Sonstiger Sport	Andere Ursachen
10	1	1	2	—	2
11	2	1	3	1	2
12	1	2	3	2	1
13	1	2	3	2	1
14	—	3	3	2	1
Gesamt	5	9	14	7	7
%	35,7	64,3	100,0	50,0	50,0

1. Bruch : 48

Der Hauptanteil der Lendenwirbelbrüche findet sich ab dem 11. Lebensjahr mit 33 Verletzten (68,%). Bei einem 9jährigen Knaben bestand gleichzeitig eine Verletzung des Rückenmarks. Kein Bruch ist beim Skifahren oder Fußball entstanden (Tabelle 60). Die Einrichtung des Lendenwirbelbruchs erfolgte erst ab dem 10. Lebensjahr mit anschließender Ruhigstellung im Gipsmieder. Von den 48 Fällen hatten 16 (33,3%) bis zu 2 Nebenverletzungen.

2. Verrenkungsbruch: 2

Beide Verrenkungsbrüche entstanden aus verschiedenen Ursachen (13jähriger Knabe und Mädchen). Beide Fälle hatten gleichzeitig eine Verletzung des Rückenmarks (s.S. 113). Die Behandlung bestand in konservativer Einrichtung und anschließender Fixation mit einem Gipsmieder.

Tabelle 60. Bruch des 1.–5. Lendenwirbels

Alter in Jahren	Männlich	Weiblich	Summe	Straßen-verkehr	Sonstiger Sport	Andere Ursachen
3	1	–	1	–	–	1
5	2	1	3	–	–	3
7	1	1	3	–	–	2
8	–	2	2	–	–	2
9	2	1	3	–	1	2
10	–	2	2	–	–	2
11	4	3	7	–	2	5
12	2	6	8	–	3	5
13	4	4	8	–	–	8
14	6	6	12	2	2	8
Gesamt	22	26	38	2	8	38
%	45,8	54,2	100,0	4,2	16,6	79,2

3. Abrißbruch: 1
Zwölfjähriges Mädchen, Unfallursache sonstiger Sport.

4. Verrenkungen
Keine.

Verletzungen von Kreuz- und Steißbein: 38

Im Code wird *nicht* zwischen Kreuz- und Steißbein unterschieden. Die 38 Verletzungen setzen sich aus 37 Brüchen (Tabelle 61) und 1 Verrenkungsbruch zusammen. In 3 Fällen waren die Unfallursache der Straßenverkehr und in 6 Fällen der Sport.

Tabelle 61. Verletzungen von Kreuz- und Steißbein

Alter in Jahren	Männlich	Weiblich	Summe
00–04	–	–	–
05–09	1	6	7
10–14	11	19	30
Gesamt	12	25	37
%	32,4	67,6	100,0

Dorn- und Querfortsatzbruch: 11

Im Code wird *nicht* zwischen Dorn- und Querfortsatz unterschieden, ebenso nicht um welchen Wirbel es sich dabei handelt. Die einwandfreie Diagnose dieser Brüche kann nur

Tabelle 62. Dorn- und Querfortsatzbruch

Alter in Jahren	Männlich	Weiblich	Summe	Sport	Andere Ursachen
00–04	–	–	–	–	–
05–09	1	–	1	1	–
10–14	8	2	10	3	7
Gesamt	9	2	11	4	7
%	81,8	18,2	100,0	36,4	63,6

das Röntgenbild gestellt werden. Dabei ist in differentialdiagnostischer Hinsicht auf Apophysen und Lendenrippen zu achten (Tabelle 62).

Bei 2 von diesen 11 Verletzten bestand gleichzeitig ein Bruch im Bereich des 1.–9. Brustwirbels (14 Jahre männlich) und ein Verrenkungsbruch im Bereich des 1.–5. Lendenwirbels mit Rückenmarksbeteiligung (13 Jahre weiblich).

Brustkorb

Rippenbruch: 80 (Tabelle 63)

Tabelle 63. Brüche im Bereich der Rippen

Bruch einzelner Rippen	55
Bruch einzelner Rippen mit Hautemphysem	2
Serienrippenbrüche	18
Serienrippenbrüche mit Hautemphysem	5
Gesamt	80

Mit den Rippenbrüchen kamen gleichzeitig zur Beobachtung:

Hämatothorax	10
Pneumothorax	4
Hämato- und Pneumothorax	7
Gesamt	21

Bruch einzelner Rippen: 55

Bei den Brüchen einzelner Rippen waren die Altersgruppen 05–09 und 10–14 zahlenmäßig fast gleich beteiligt (23 und 28 Fälle). Die Gruppe 00–04 war nur mit 3 Fällen vertreten. Im Unterschied zu den Serienrippenbrüchen war der Straßenverkehr nur in 15 Fällen (27,3%) Unfallursache, der Sport in 9 Fällen, die restlichen 30 entstanden durch „andere" Ursachen.

Serienrippenbrüche: 23

Bei den 23 Fällen von Serienrippenbrüchen (Tabelle 64) kam es bei 5 zur Ausbildung eines Hautemphysems. Zwei der Verletzten mit Serienrippenbrüchen verstarben.

Tabelle 64. Unfallursachen Serienrippenbrüche

Alter in Jahren	Männlich	Weiblich	Summe	Straßen-verkehr	Sport	Andere Ursachen
00–04	1	2	3	3	–	–
05–09	6	2	8	5	–	3
09–14	10	2	12	6	1	5
Gesamt	17	6	23	14	1	8
%	73,9	26,1	100,0	60,9	4,3	34,8

Hämato-, Pneumo- und Hämato-Pneumothorax: 21

Bei 106 Rippen- und Brustbeinbrüchen bestand als Folgeverletzung bei 21 Fällen ein Hämato-, Pneumo- oder Hämato-Pneumothorax (Tabelle 65) (19,8%). Bei 19 Fällen bestanden Rippen- und bei 2 Fällen ein Brustbeinbruch. Unfallursache war bei diesen Kombinationsverletzungen in keinem Fall der Sport. An 1. Stelle steht der Straßenverkehr mit 11 Fällen (52,4%). Die restlichen 10 Fälle entstanden durch „andere" Ursachen.

Drei von den 21 Verletzten verstarben.

Tabelle 65. Hämato-, Pneumo- und Hämato-Pneumothorax bei Rippen- und Brustbeinbrüchen

Alter in Jahren	Männlich	Weiblich	Summe	Hämato-thorax	Pneumo-thorax	Hämato-Pneumothorax
3	–	1	1	1	–	–
4	2	1	3	1	–	2
6	1	–	1	1	–	–
7	2	1	3	2	–	1
8	4	–	4	2	1	1
11	2	1	3	1	2	–
12	1	–	1	1	–	–
13	3	1	4	1	1	2
14	1	–	1	–	–	1
Gesamt	16	5	21	10	4	7
%	76,2	23,8	100,0	47,6	19,1	33,3

Brustbeinbruch: 26 (Tabelle 66)

Die Röntgendiagnose eines Brustbeinbruchs kann im Kindesalter durch Anomalien Schwierigkeiten bereiten, z.B. Sternum multipartitum usw.

Zehn Sternumbrüche (38,5%) entstanden beim Sport, 16 (61,5%) durch „andere" Ursachen und keiner durch den Straßenverkehr.

Tabelle 66. Brustbeinbruch

Alter in Jahren	Männlich	Weiblich	Summe
6	1	—	1
8	2	2	4
10	1	—	1
11	2	1	3
12	2	1	3
13	3	1	4
14	8	2	10
Gesamt	19	7	26
%	73,1	26,9	100,0

Obere Extremität

Schlüsselbeinbruch: 5 537

Von den 5 537 Schlüsselbeinbrüchen waren 5 072 Brüche (Tabelle 67) und 465 Grünholzbrüche (Tabelle 68) (8,4%). Insgesamt waren nur 2 Brüche offen und bei 1 Fall bestand ein pathologischer Bruch in einer juvenilen Knochencyste. Die Behandlung war einheitlich konservativ, nur bei 5 Fällen wurde mittels Bohrdrahtfixation operativ vorgegangen und bei 1 Fall mit einer Markdrahtung. Bei *keinem* Fall kam es zur Ausbildung einer Pseudarthrose. Auch der pathologische Bruch heilte unter konservativer Behandlung aus.

Schlüsselbeinpseudarthrose: 5

In der Dokumentation werden 5 Schlüsselbeinpseudarthrosen ausgewiesen, die alle auswärts behandelt wurden. Das Alter der 3 Mädchen und 2 Knaben war 4, 5, 9, 11 und 13 Jahre. Alle 5 Fälle waren nur *einmal* in ambulanter Behandlung in einem der Unfallkrankenhäuser. Keines der Kinder wurde später stationär aufgenommen oder operiert, so daß man annehmen kann, daß keine echten Pseudarthrosen vorlagen.

Eine echte Pseudarthrose des Schlüsselbeins nach einer nichtpathologischen Fraktur im Kindesalter gibt es praktisch nicht. Es kommt bei Fällen mit Verschiebung der Fragmente um mehr als Schaftbreite manchmal zu einer verzögerten Callusbildung. Im Laufe der Monate heilen auch diese Brüche bei Kindern ohne operative Behandlung knöchern aus.

Tabelle 67. Schlüsselbeinbruch

Alter in Jahren	Männlich	Weiblich	Summe	Straßenverkehr	Ski	Fußball	Sonstiger Sport	Andere Ursachen
1	66	53	119	1	—	—	—	118
2	191	151	342	4	—	—	1	337
3	248	186	434	14	—	—	2	418
4	361	221	582	14	1	1	7	559
5	365	206	571	15	2	3	14	537
6	380	176	556	27	11	6	23	489
7	315	115	430	17	6	4	30	373
8	251	98	349	15	9	9	40	276
9	202	93	295	11	12	13	26	233
10	180	79	259	16	8	15	41	179
11	161	64	225	8	12	19	53	133
12	166	97	263	12	20	21	54	156
13	207	95	302	12	27	18	66	179
14	266	79	345	16	32	41	77	179
Gesamt	3 359	1 713	5 072	182	140	150	434	4 166
%	66,2	33,8	100,0	3,6	2,8	2,9	8,6	82,1
						14,3		

Tabelle 68. Grünholzbruch des Schlüsselbeins

Alter in Jahren	Männlich	Weiblich	Summe	Straßenverkehr	Ski	Fußball	Sonstiger Sport	Andere Ursachen
1	8	3	11	—	—	—	—	11
2	43	23	66	1	—	1	—	64
3	48	26	74	—	—	1	1	72
4	42	25	67	1	—	—	2	64
5	35	21	56	—	1	—	4	51
6	38	15	53	—	—	1	1	51
7	32	11	43	—	—	—	2	41
8	23	3	26	—	—	1	2	23
9	10	7	17	—	—	3	3	11
10	11	—	11	—	—	1	3	7
11	9	6	15	1	2	1	2	9
12	4	2	6	—	—	—	2	4
13	9	1	10	1	—	2	—	7
14	8	2	10	—	—	1	2	7
Gesamt	320	145	465	4	3	12	24	422
%	68,8	31,2	100,0	0,9	0,6	2,6	5,2	90,7
						8,4		

Verrenkung und Teilverrenkung im Sterno-Claviculargelenk: 22

In unserem Verletztengut sind 9 Fälle von Luxationen und 13 von Subluxationen im Sterno-Claviculargelenk nachweisbar. Bisher sind im Schrifttum nur wenige Fälle von Luxationen bei Kindern bekannt geworden. Die Zahl von 13 Subluxationen erscheint etwas hoch. Sie sind röntgenologisch schwer zu erkennen, selbst wenn man eine „Doppelaufnahme" nach Zimmer macht.

Die Behandlung war bei den Subluxationen konservativ, von den 9 *Luxationen* (Tabelle 69) wurden 2 operiert, bei denen gleichzeitig ein Verrenkungsbruch des Schlüsselbeins bestand. Die Fixation erfolgte mit Bohrdrähten und zusätzlichem Gipsverband.

Teilverrenkung des Acromeo-Claviculargelenks: 27

Als Unfallursache ist der Sport mit 18 Fällen (66,7%) führend beteiligt. Die Diagnose dieser Subluxationen ist problematisch. Die Grundlage sind einwandfreie, entsprechend der Verletzung durchgeführte Röntgenaufnahmen im Stehen mit Belastung an beiden Händen. Die 27 Fälle verteilen sich auf 23 Knaben und 4 Mädchen. Die Behandlung war konservativ.

Verrenkung des Acromeo-Claviculargelenks: 11

Drei Fälle entstanden beim Sport (27,3%), die übrigen durch „andere" Ursachen. Betroffen waren 10 Knaben und 1 Mädchen. Die Behandlung war konservativ.

Bruch des Schulterblatts: 47

Nach den bisher veröffentlichten Arbeiten über Schulterblattbrüche bei Kindern erscheint die Zahl von 47 Fällen als zu hoch (Tabelle 70). Wahrscheinlich handelt es sich bei einem *Großteil* der Fälle um *Fehldiagnosen*, die durch Apophysen hervorgerufen werden. Auch

Tabelle 69. Verrenkung im Sterno-Claviculargelenk

Alter in Jahren	Geschlecht	Unfallursache	Behandlung	Nebenverletzung
5	Männlich	Andere	Verband	—
8	Männlich	Straßenverkehr	Verband	Unterschenkelbruch
9	Männlich	Andere	Verband	—
10	Weiblich	Andere	Verband	—
11	Männlich	Andere	Verband	—
13	Männlich	Straßenverkehr	Reposition, Verband	Contusio cerebri
13	Männlich	Andere	Verband	Oberarm- und Schädelbasisbruch
14	Männlich	Ski	Operativ	Schlüsselbeinbruch
14	Weiblich	Andere	Operativ	Schlüsselbeinbruch

Tabelle 70. Bruch des Schulterblatts

Alter in Jahren	Männlich	Weiblich	Summe	Straßenverkehr	Ski	Fußball	Sonstiger Sport	Andere Ursachen
5	2	–	2	–	–	–	–	2
7	2	1	3	2	–	–	–	1
8	4	–	4	1	–	–	1	3
9	–	3	3	1	–	–	1	1
10	2	1	3	2	–	–	–	1
11	3	–	3	–	–	–	–	3
12	5	3	8	–	1	–	3	4
13	5	6	11	–	2	2	2	5
14	10	–	10	2	1	1	1	5
Gesamt	33	14	47	8	4	3	8	24
%	70,2	29,8	100,0	17,0	8,5	6,4	17,0	51,1

31,9

beim Erwachsenen ist am Übergang vom Collum scapulae zum Schulterblattkörper fast regelmäßig ein längsverlaufender Gefäßkanal nachweisbar, der gerne als Fraktur gedeutet wird.

Schulterblattabrißbruch: 6

Was bei den Schulterblattbrüchen gesagt wurde gilt auch für die 6 ausgewiesenen Schulterblattabrißbrüche (Os infrascapulare).

Schultergelenkverrenkung: 29

Verrenkungen im Schultergelenk sind bei Kindern selten. Es wurden nur 29 Fälle beobachtet (Tabelle 71). Von den 29 Verrenkungen entstanden 15 beim Sport (51,7%), davon 3 beim Skifahren, jedoch keine beim Fußball. Schulterverrenkungen wurden bei den

Tabelle 71. Schulterverrenkung

Alter in Jahren	Männlich	Weiblich	Summe
00–04	–	2	2
05–09	–	–	–
10–14	11	16	27
Gesamt	11	18	29
%	38,0	62,0	100,0

Straßenverkehrsunfällen nicht beobachtet. Die Einrichtung gelang in allen Fällen konservativ.

Rezidivierende Schultergelenkverrenkung: 16

Die Unfallursachen waren in 5 Fällen sonstiger Sport und in 10 Fällen „andere" Ursachen (Tabelle 72).

Fünf von den 16 Fällen wurden operativ behandelt (Operation nach Bankart oder Eden-Lange) (Tabelle 73).

Tabelle 72. Rezidivierende Schultergelenkverrenkung

Alter in Jahren	Männlich	Weiblich	Summe
2	1	–	1
9	–	1	1
11	2	–	2
12	1	–	1
13	3	2	5
14	4	2	6
Gesamt	11	5	16
%	68,7	31,3	100,0

Tabelle 73. Operierte rezidivierende Schultergelenkverrenkung

1. 9jähriges Mädchen
2. 11jähriger Knabe
3. 13jähriger Knabe
4. 13jähriges Mädchen
5. 14jähriges Mädchen

Lösung der Oberarmkopfepiphyse: 225

Alle 225 Epiphysenlösungen (Tabelle 74) konnten konservativ behandelt werden. Bei 27 Fällen (12,0%) war nach der konservativen Einrichtung eine percutane Bohrdrahtfixation zur Stabilisierung notwendig.

Infratuberkulärer und subkapitaler Oberarmbruch: 927

Die 927 infratuberkulären und subkapitalen Brüche am oberen Oberarmende setzen sich aus 808 Brüchen (Tabelle 75), 105 Grünholzbrüchen (11,3%) und 14 pathologischen Frakturen (1,5%) zusammen.

Tabelle 74. Lösung der Oberarmkopfepiphyse

Alter in Jahren	Männlich	Weiblich	Summe	Straßenverkehr	Ski	Fußball	Sonstiger Sport	Andere Ursachen
2	–	1	1	–	–	–	–	1
3	1	·	1	–	–	–	–	1
4	2	5	7	–	–	–	–	7
5	3	2	5	1	–	–	–	4
6	2	2	4	–	–	–	–	4
7	4	1	5	1	–	–	–	4
8	6	7	13	–	–	–	1	12
9	12	11	23	3	1	–	2	17
10	13	11	24	1	–	2	1	20
11	12	16	28	–	–	–	4	24
12	15	14	29	–	2	2	3	22
13	30	17	47	6	3	2	7	29
14	23	15	38	3	4	2	8	21
Gesamt	123	102	225	15	10	8	26	166
%	54,7	45,3	100,0	6,7	4,4	3,5	11,6	73,8

19,5

Tabelle 75. Infratuberkulärer und subkapitaler Oberarmbruch

Alter in Jahren	Männlich	Weiblich	Summe	Straßenverkehr	Ski	Fußball	Sonstiger Sport	Andere Ursachen
1	1	–	1	–	–	–	–	1
2	3	4	7	–	–	–	–	7
3	8	6	14	–	1	–	–	13
4	13	9	22	1	–	–	–	21
5	11	12	23	1	–	–	–	22
6	26	14	40	1	1	–	2	36
7	31	25	56	3	2	–	4	47
8	32	30	62	2	3	–	1	56
9	32	43	75	2	5	4	7	57
10	50	41	91	5	3	–	10	73
11	45	49	94	2	6	1	2	83
12	60	55	115	3	13	4	19	76
13	65	51	116	6	14	6	24	66
14	65	25	90	5	10	8	13	54
Gesamt	443	365	888	31	58	23	82	614
%	54,8	45,2	100,0	3,8	7,2	2,8	10,2	76,0

20,2

Die Behandlung der Grünholzbrüche bietet keine Schwierigkeiten. Von den 808 Brüchen wurden 750 konservativ mit Gipsverband behandelt. Bei 58 Fällen (7,2%) wurde nach der konservativen Einrichtung die gute Stellung wegen Instabilität mit percutan eingeführten Bohrdrähten fixiert.

Abrißbruch des Tuberculum majus: 10

Die Behandlung war bei allen 10 Fällen konservativ, ein operatives Vorgehen war nicht notwendig.

Oberarmschaftbruch: 466

Von den 466 Oberarmschaftbrüchen waren 368 Brüche (Tabelle 76), 31 (6,6%) Grünholz- und 67 (14,4%) pathologische Frakturen. Bei den pathologischen Brüchen ist der Oberarmschaft führend (s.S. 106). Von den 466 Oberarmschaftbrüchen waren nur 5 offene Frakturen.

459 Fälle wurden konservativ und 7 operativ (1,5%) versorgt (4 mit Bohrdrähten, 1 mit Drahtnaht, 1 mit Markdraht und 1 Fall mit einer Platte).

Bei 1 Fall kam es zur Ausbildung einer *Pseudarthrose:*
13jähriger Knabe, bei dem der geschlossene Oberarmschaftbruch primär operativ mit einer AO-Platte versorgt wurde. Die Ausheilung der Pseudarthrose wurde durch Plattenwechsel und Spongiosaanlagerung erreicht.

Tabelle 76. Oberarmschaftbruch

Alter in Jahren	Weiblich	Männlich	Summe	Straßenverkehr	Ski	Fußball	Sonstiger Sport	Andere Ursachen
1	9	2	11	–	–	–	–	11
2	10	5	15	2	–	–	–	13
3	6	9	15	2	1	–	–	12
4	7	5	12	2	–	–	–	10
5	13	13	26	2	–	–	–	24
6	19	8	27	5	–	–	–	22
7	19	10	29	3	1	–	1	24
8	23	13	36	5	1	–	2	28
9	18	11	29	5	2	–	–	22
10	19	15	34	8	1	–	4	21
11	16	18	34	3	3	–	6	22
12	25	9	34	3	1	–	4	26
13	24	15	39	4	4	–	8	23
14	12	5	27	4	4	1	1	17
Gesamt	230	138	368	48	18	1	26	275
%	62,5	37,5	100,0	13,0	4,9	0,3	7,1	74,7

12,3

Supracondylärer Oberarmbruch: 2 629

Bei den 2 629 Brüchen waren 31 Grünholzbrüche (1,2%). Von den 2 598 Brüchen selbst (Tabelle 77) waren 18 Frakturen offen (0,7%). Die Grünholzbrüche wurden alle konservativ behandelt. Bei den Brüchen wurde nach der konservativen Einrichtung bei 371 Fällen (14,3%) die eingerichtete Stellung mit percutan eingeführten Bohrdrähten festgehalten, bei 1 Fall wurde eine Drahtnaht und bei 2 eine Schraube verwendet.

Pseudarthrosen nach dieser Bruchart wurde keine beobachtet. Wegen einer Fehlstellung nach der Heilung wurde bei 13 Fällen (0,5%) eine Korrekturosteotomie durchgeführt.

Diacondylärer Oberarmbruch: 94

Von den 94 diacondylären Brüchen waren 92 geschlossene und 2 offene Brüche. 71 Fälle wurden konservativ behandelt (75,5%). Bei 23 (24,5%) wurde operativ vorgegangen. Die anschließende Fixation erfolgte dabei bei 2 Fällen mit Bohrdrähten, bei 2 mit Schrauben und bei weiteren 2 Fällen mit Platten.

Epiphysenlösung am unteren Oberarmende: 431

Von den 431 Epiphysenlösungen (Tabelle 78) wurden 386 konservativ (89,6%) und 45 (10,4%) operativ behandelt. Bei den 45 operativ behandelten Fällen erfolgte nach der Einrichtung die Fixation mit Bohrdrähten, Schrauben und einmal mit einer Drahtnaht.

Oberarmcondylenbruch: 889

Im Code wird *nicht* zwischen radialem und ulnarem Condyl unterschieden. Aus diesem Grund kann keine Differenzierung in diese beiden Verletzungsarten erfolgen (Tabelle 79). Nach der Erfahrung überwiegen die Brüche des radialen Condyls gegenüber dem ulnaren wie 3 : 1.

767 Condylenbrüche wurden konservativ und 122 (13,7%) operativ behandelt, ein Zeichen dafür, daß sich in einem doch wesentlichen Prozentsatz die Verschiebung der Bruchstücke konservativ nicht ausgleichen ließ (Inkongruenz der Gelenkfläche).

Bei den 122 operierten Fällen wurde der Condyl nach der Einrichtung 114 mal mit Bohrdrähten und 8mal mit Schrauben fixiert.

Oberarmepicondylen-Abrißbruch: 354

Wie bei den Condylenbrüchen kann durch den Code nicht zwischen radialem und ulnarem Epicondylus unterschieden werden (Tabelle 80). Bei den Abrißbrüchen ist in der Regel der ulnare Epicondylus betroffen. Aus der Erfahrung heraus soll bei einer Verletzung des ulnaren Epicondylus immer dann operativ vorgegangen werden, wenn seine Verschiebung mehr als 5 mm beträgt, da es sonst im Verlauf des weiteren Wachstums zu Deformitäten im Bereich des Ellbogengelenks kommen kann.

Tabelle 77. Supracondylärer Oberarmbruch

Alter in Jahren	Männlich	Weiblich	Summe	Straßenverkehr	Ski	Fußball	Sonstiger Sport	Andere Ursachen
1	7	6	13	—	—	—	—	13
2	22	28	50	2	—	—	—	48
3	41	28	69	—	—	—	—	69
4	86	79	165	—	—	—	2	163
5	154	128	282	2	—	1	4	275
6	239	160	399	2	1	2	19	375
7	201	164	365	—	—	1	22	342
8	238	125	363	3	1	7	29	323
9	172	105	277	—	4	8	35	230
10	143	75	218	2	6	9	19	182
11	117	57	174	—	—	11	39	124
12	77	30	107	—	1	4	19	83
13	45	22	67	3	2	3	13	46
14	41	8	49	1	1	2	16	29
Gesamt	1 583	1 015	2 598	15	16	48	217	2 302
%	60,9	39,1	100,0	0,5	0,5	1,8	8,4	88,6

10,8

Tabelle 78. Epiphysenlösung am unteren Oberarmende

Alter in Jahren	Männlich	Weiblich	Summe	Straßenverkehr	Ski	Fußball	Sonstiger Sport	Andere Ursachen
2	1	3	4	—	—	—	—	4
3	3	5	8	—	—	—	—	8
4	7	3	10	—	—	—	—	10
5	11	13	24	—	—	—	—	24
6	17	12	29	—	—	—	2	27
7	29	12	41	1	—	—	2	38
8	35	10	45	—	—	—	4	41
9	36	22	58	—	2	3	8	45
10	30	13	43	—	1	1	9	32
11	34	15	49	—	2	—	10	37
12	28	10	38	1	1	2	8	26
13	35	10	45	—	2	4	11	28
14	32	5	37	—	3	6	8	20
Gesamt	298	133	431	2	11	16	62	340
%	69,1	30,9	100,0	0,5	2,5	3,7	14,4	78,9

20,6

Tabelle 79. Oberarmcondylenbruch

Alter in Jahren	Männlich	Weiblich	Summe	Straßenverkehr	Ski	Fußball	Sonstiger Sport	Andere Ursachen
1	2	1	3	—	—	—	—	3
2	7	7	14	—	—	—	—	14
3	14	19	33	—	—	—	—	33
4	42	24	66	—	—	—	3	63
5	60	44	104	—	—	1	5	98
6	66	45	111	1	—	—	5	105
7	63	44	107	—	—	—	4	103
8	60	38	98	1	1	1	9	86
9	41	23	64	—	1	3	5	55
10	42	26	68	—	1	—	12	55
11	38	21	59	—	—	3	12	44
12	33	13	46	2	3	—	9	32
13	42	16	58	1	1	4	17	35
14	39	19	58	—	—	3	16	39
Gesamt	549	340	889	5	7	15	97	765
%	61,8	38,2	100,0	0,6	0,8	1,7	10,9	86,0

13,4

Tabelle 80. Oberarmepicondylen-Abrißbruch

Alter in Jahren	Männlich	Weiblich	Summe	Straßenverkehr	Ski	Fußball	Sonstiger Sport	Andere Ursachen
1	1	—	1	—	—	—	—	1
2	4	2	6	—	—	—	—	6
3	2	4	6	—	—	—	—	6
4	8	2	10	—	—	—	—	10
5	7	2	9	—	—	—	—	9
6	7	5	12	—	—	—	—	12
7	9	7	16	—	—	—	2	14
8	19	6	25	—	1	—	1	23
9	22	13	35	—	—	1	7	27
10	35	10	45	—	1	3	11	30
11	21	9	30	—	—	2	9	19
12	32	18	50	—	1	2	10	37
13	43	23	66	—	5	1	24	36
14	26	17	43	1	1	3	16	22
Gesamt	236	118	354	1	9	12	80	252
%	66,7	33,3	100,0	0,3	2,5	3,4	22,6	71,2

28,5

Von den 354 Abrißbrüchen wurden 272 konservativ (76,8%) und 82 (23,2%) operativ behandelt (Tabelle 81).

Interessanterweise kam es bei den 354 Epicondylen-Abrißbrüchen *entgegen* den Veröffentlichungen in der Weltliteratur nur bei 1 Fall zu einer Interposition.

Tabelle 81. Operative Behandlung

	Anzahl
Fixation mit Bohrdrähten	56
Fixation mit Schraube	17
Fixation mit Drahtnaht	2
Exstirpation	6
Interposition	1
Gesamt	82

Ellbogengelenkverrenkung: 536

Die 536 Ellbogengelenkverrenkungen teilen sich in 407 „reine" Verrenkungen und in 129 Verrenkungen *mit Abriß* von einem der Oberarmepicondylen auf (24,1%). Von den 407 reinen Verrenkungen war keine offen. Zwei Fälle von offenen Verrenkungen wurden bei den 129 Fällen gefunden, die mit Abriß eines der Epicondylen einherging. Die Einrichtung der reinen Ellbogenverrenkung gelang immer konservativ. Bei denen mit Abriß eines der Epicondylen wurden die Epicondylen nach der Einrichtung 29mal mit percutan eingeführten Bohrdrähten und 2mal mit einer Schraube fixiert. Bei 5 Fällen wurde der abgerissene Epicondylus entfernt!

Auffallend hoch ist bei den reinen Verrenkungen der Sport als Unfallursache mit 27,3% (Tabelle 82).

Ellbogengelenkverrenkungsbruch: 82

Von den Verrenkungsbrüchen war interessanterweise nur 1 Bruch offen. 50 Fälle (61,0%) wurden konservativ behandelt. Bei der operativen Versorgung wurden zur Fixation 27mal Bohrdrähte, 3mal Schrauben und einmal eine Drahtnaht verwendet.

Teilverrenkung des Speichenkopfes: 2 672

Die Speichenkopfsubluxation unter dem Lig. annulare ist eine häufige und trotzdem oft verkannte Verletzung des Kleinkindesalter. Wie in allen Literaturangaben war auch bei den 2 672 Fällen das weibliche Geschlecht mit 1 640 Fällen überwiegend (61,4%). Mit der Größenzunahme des Speichenkopfes wird seine Subluxation immer seltener (Tabelle 83).

Die konservative Einrichtung ohne Narkose gelang bei allen 2 672 Fällen.

Tabelle 82. „Reine" Verrenkungen

Alter in Jahren	Männlich	Weiblich	Summe	Straßen-verkehr	Sport	Andere Ursachen
00–04	2	3	5	–	–	3
05–09	53	38	91	1	10	80
10–14	224	87	311	1	101	209
Gesamt	279	128	407	2	111	294
%	68,6	31,4	100,0	0,5	27,3	72,3

Tabelle 83. Teilverrenkung des Speichenkopfes

Alter in Jahren	Männ-lich	Weib-lich	Summe	Straßen-verkehr	Ski	Fuß-ball	Sonstiger Sport	Andere Ursachen
1	163	275	438	–	–	–	–	438
2	374	588	962	–	–	–	–	962
3	241	445	686	–	1	–	5	680
4	124	192	316	–	–	–	4	312
5	58	74	132	–	1	–	1	130
6	41	37	78	–	–	1	1	76
7	15	11	26	–	–	–	1	25
8	10	7	17	–	–	–	1	16
9	2	7	9	–	–	1	1	7
10	–	1	1	–	–	–	–	1
11	1	2	3	–	–	–	1	2
12	1	1	2	–	–	–	1	1
13	1	–	1	–	–	–	–	1
14	1	–	1	–	–	–	–	1
Gesamt	1 032	1 640	2 672	–	2	4	17	2 649
%	38,6	61,4	100,0					

Speichenkopfverrenkung: 41

Die Einrichtung der Speichenkopfverrenkung gelang in 37 Fällen konservativ, bei 4 Fällen mußte operativ vorgegangen werden. Dabei wurde der Speichenkopf 2mal entfernt, und 2mal erfolgte die Fixation des Speichenkopfes an richtiger Stelle mit Bohrdrähten.

Speichenkopfbruch: 600

Die 600 Speichenkopfbrüche setzen sich aus 552 Brüchen und 48 Grünholzbrüchen (8,0%) zusammen (Tabelle 84).

Als Unfallursache spielt bei den 552 Brüchen der Straßenverkehr (3 Fälle), Ski (5 Fälle) und Fußball (17 Fälle) eine untergeordnete Rolle. Beim sonstigen Sport entstanden 116

Tabelle 84. Speichenkopfbruch und Grünholzbruch

Alter in Jahren	Speichenkopfbruch			Speichenkopfgrünholzbruch		
	Männlich	Weiblich	Summe	Männlich	Weiblich	Summe
2	—	1	1	1	—	1
3	2	—	2	—	1	1
4	7	5	12	—	—	—
5	11	14	25	2	4	6
6	24	18	42	1	2	3
7	25	26	51	2	1	3
8	26	24	50	—	2	2
9	29	29	58	4	4	8
10	28	36	64	4	4	8
11	30	33	63	3	3	6
12	33	25	58	3	4	7
13	27	31	58	2	1	3
14	35	33	68	—	—	—
Gesamt	277	275	552	22	26	48
%	50,2	49,8	100,0	45,8	54,2	100,0

Brüche (21,0%) und die restlichen durch „andere" Ursachen. Das Maximum der Brüche ist bei den 14jährigen nachweisbar.

Von den 552 Brüchen wurden 520 konservativ und 32 operativ behandelt (5,8%). Die Fixation des Speichenkopfes erfolgte 22mal mit Bohrdrähten, 2mal mit einer Knochenspanbolzung, und bei 8 Fällen wurde der gebrochene Speichenkopf entfernt.

Speichenkopfverrenkungsbruch: 3

Alle 3 Fälle wurden operativ behandelt.

Speichenkopfepiphysenlösung: 398

Die meisten Epiphysenlösungen ereignen sich um das 10. Lebensjahr (Tabelle 85), wobei als Unfallursache der Straßenverkehr, Ski und Fußball keine wesentliche Rolle spielen. Der sonstige Sport ist mit 74 Fällen vertreten. Der Sport gesamt macht 22,6% der Unfallursachen aus. Die übrigen Epiphysenlösungen entstanden durch „andere" Ursachen. Von den 398 Epiphysenlösungen wurden 381 konservativ behandelt. Bei 14 Fällen wurde die reponierte Epiphyse mit Bohrdrähten und bei 1 Fall mit einem Knochenspan fixiert. Bei 2 Fällen wurde der Speichenkopf entfernt.

Bruch des Ellenhakens: 291

Bei den 291 Olecranonbrüchen (Tabelle 86) fanden sich 5 offene Brüche (1,7%). Konservativ konnten 255 Fälle (87,6%) versorgt werden, d.h. die Diastase zwischen den Bruch-

Tabelle 85. Epiphysenlösung des Speichenkopfes

Alter in Jahren	Männlich	Weiblich	Summe
1	1	–	1
3	1	1	2
4	–	5	5
5	5	11	16
6	10	18	28
7	20	15	35
8	22	19	41
9	24	26	50
10	25	32	57
11	28	25	53
12	39	13	52
13	33	5	38
14	18	2	20
Gesamt	226	172	398
%	56,0	44,0	100,0

Tabelle 86. Ellenhakenbruch

Alter in Jahren	Männlich	Weiblich	Summe	Straßenverkehr	Ski	Fußball	Sonstiger Sport	Andere Ursachen
2	6	2	8	–	–	–	–	8
3	2	5	7	–	–	–	–	7
4	10	6	16	–	–	–	–	16
5	21	12	33	–	–	–	–	33
6	20	20	40	1	–	1	3	35
7	20	15	35	3	–	–	4	28
8	16	8	24	–	–	–	4	24
9	14	5	19	1	1	–	1	16
10	15	4	19	1	–	1	4	13
11	11	6	17	1	–	–	1	15
12	15	8	23	–	–	1	6	16
13	20	4	24	4	4	2	1	13
14	22	4	26	1	4	3	3	15
Gesamt	192	99	291	12	9	8	27	235
%	66,0	34,0	100,0	4,1	3,1	2,7	9,3	80,8

15,1

stücken betrug weniger als 4 mm. 36 Fälle (12,4%) mußten wegen einer größeren Diastase operativ versorgt werden. Die Fixation der eingerichteten Bruchstücke erfolgte in 23 Fällen mit einer Drahtnaht und in 13 Fällen mit Bohrdrähten.

Bruch der Elle mit Verrenkung des Speichenkopfes nach vorne (Monteggia): 85

Ellenbrüche mit Verrenkung des Speichenkopfes nach vorne (Monteggia) kommen erst im 3. Lebensjahr vor. Das Maximum dieser Verrenkungsbrüche liegt zwischen dem 6.–9. Lebensjahr (Tabelle 87).

Fünfundsiebzig dieser Verletzungen entstanden durch „andere" Ursachen, nur 7 beim Sport — keiner beim Fußball oder Skifahren — und 3 durch den Straßenverkehr.

Von den 85 Fällen konnten 80 konservativ eingerichtet und im Gipsverband weiterbehandelt werden. Nur bei 5 Fällen (5,9%) wurde eine Osteosynthese durchgeführt.

Tabelle 87. Bruch der Elle mit Verrenkung des Speichenkopfes

Alter in Jahren	Männlich	Weiblich	Summe
3	1	1	2
4	3	3	6
5	6	5	11
6	5	9	14
7	8	7	15
8	10	3	13
9	9	1	10
10	–	2	2
11	–	3	3
12	5	1	6
13	–	1	1
14	2	–	2
Gesamt	49	36	85
%	57,6	42,4	100,0

Bruch des Speichenschafts: 3 241

Die 3 241 Fälle setzen sich aus 903 Brüchen (Tabelle 88) und 2 338 Grünholzbrüchen (Tabelle 89) zusammen. Von den 903 Brüchen waren 2 offene Brüche.

Die Behandlung war bei 5 Fällen operativ — 4mal Markdrahtung und 1mal Halbrohrplatte —, bei den übrigen 898 Fällen konservativ. Pseudarthrosen und pathologische Brüche wurden keine beobachtet. Von Interesse ist die hohe Anzahl der Grünholzbrüche mit 72,1%, die ihr Maximum im 12. Lebensjahr haben.

Als Unfallursache spielt der Straßenverkehr eine untergeordnete Rolle.

Bruch des Ellenschafts: 674

Die 674 Brüche des Ellenschafts setzen sich aus 460 Brüchen (Tabelle 90) und 214 Grünholzbrüche (Tabelle 91) zusammen. Während die Grünholzbrüche des Speichenschafts 72,1% der Brüche ausmachen, sind dies beim Ellenschaft nur 31,8%.

Tabelle 88. Bruch des Speichenschafts

Alter in Jahren	Männlich	Weiblich	Summe	Straßen-verkehr	Sport	Andere Ursachen
1	2	2	4	—	—	4
2	2	11	13	—	—	14
3	12	5	17	—	—	17
4	23	13	36	—	2	34
5	22	14	36	—	2	34
6	39	20	59	—	3	56
7	44	30	74	—	8	66
8	58	30	88	—	9	79
9	56	27	83	1	8	74
10	67	31	98	—	17	81
11	69	31	100	1	28	71
12	60	35	95	—	34	61
13	76	23	99	1	30	68
14	92	9	101	1	44	56
Gesamt	622	281	903	4	185	714
%	68,9	31,1	100,0	0,4	20,5	79,1

Tabelle 89. Grünholzbruch des Speichenschafts

Alter in Jahren	Männlich	Weiblich	Summe	Straßen-verkehr	Sport	Andere Ursachen
1	10	6	16	—	—	16
2	17	6	45	—	—	45
3	24	26	50	—	1	49
4	43	39	82	—	1	81
5	58	64	122	—	9	113
6	84	64	148	—	9	139
7	87	67	154	1	9	144
8	109	103	212	—	31	181
9	143	100	243	—	54	189
10	136	113	249	2	64	183
11	141	119	260	—	79	181
12	173	115	288	3	107	178
13	198	74	272	1	104	167
14	172	25	197	2	97	98
Gesamt	1 395	943	2 338	9	565	1 764
%	59,7	40,3	100,0	0,4	24,2	75,4

Von den 460 Brüchen des Ellenschafts waren 11 offene Brüche. Die Behandlung war bei 458 Fällen konservativ und nur bei 2 Fällen operativ (1 Markdraht, 1 Drahtnaht). Pathologische Brüche wurden keine beobachtet.

Tabelle 90. Bruch des Ellenschafts

Alter in Jahren	Männlich	Weiblich	Summe	Straßen-verkehr	Sport	Andere Ursachen
1	–	1	1	–	–	1
2	5	5	10	–	–	10
3	8	5	13	–	–	13
4	19	9	28	–	–	28
5	25	22	47	–	–	47
6	41	25	66	–	4	62
7	27	12	39	–	4	35
8	21	16	37	1	1	35
9	18	20	38	2	7	29
10	22	11	33	1	11	21
11	26	9	35	–	12	23
12	25	9	34	2	10	22
13	34	14	48	–	16	32
14	28	3	31	1	9	21
Gesamt	299	161	460	7	74	379
%	65,0	35,0	100,0	1,5	16,1	82,4

Tabelle 91. Grünholzbruch des Ellenschafts

Alter in Jahren	Männlich	Weiblich	Summe	Straßen-verkehr	Sport	Andere Ursachen
1	1	–	1	–	–	1
2	2	1	3	–	–	3
3	2	2	4	–	–	4
4	3	4	7	–	–	7
5	11	8	19	1	1	17
6	8	12	20	–	2	18
7	10	4	14	–	5	9
8	8	7	15	–	1	14
9	19	9	28	–	7	21
10	11	10	21	–	6	15
11	12	11	23	–	9	14
12	16	5	21	–	8	13
13	17	7	24	–	8	16
14	11	3	14	–	10	4
Gesamt	131	83	214	1	57	156
%	61,2	38,8	100,0	0,5	26,6	72,9

Unterarmschaftbruch: 5 731

Diese 5 731 Fälle setzen sich aus 3 596 Brüchen (Tabelle 92) und 2 135 Grünholzbrüchen (37,2%) zusammen (Tabelle 93). 113 (3,1%) der 3 596 Unterarmschaftbrüche waren offene Frakturen.

Tabelle 92. Unterarmschaftbruch

Alter in Jahren	Männlich	Weiblich	Summe	Straßenverkehr	Ski	Fußball	Sonstiger Sport	Andere Ursachen
1	9	20	29	1	–	–	–	28
2	21	11	32	–	–	–	–	32
3	30	23	53	–	–	–	–	53
4	90	58	148	3	–	–	2	143
5	171	109	280	1	–	–	7	272
6	252	111	363	3	2	1	16	341
7	268	121	389	3	1	6	20	359
8	279	134	413	2	3	9	40	359
9	259	122	381	3	3	7	47	321
10	225	114	339	5	4	14	49	267
11	215	120	335	2	4	15	59	255
12	215	88	303	1	10	21	61	210
13	244	56	300	3	12	30	63	192
14	203	28	231	1	12	27	65	126
Gesamt	2 481	1 115	3 596	28	51	130	429	2 958
%	69,0	31,0	100,0	0,8	1,4	3,6	11,9	82,3

16,9

Tabelle 93. Grünholzbruch des Unterarmschafts

Alter in Jahren	Männlich	Weiblich	Summe	Straßenverkehr	Ski	Fußball	Sonstiger Sport	Andere Ursachen
1	13	18	31	–	–	–	–	31
2	46	32	78	–	–	–	–	78
3	61	49	110	2	–	–	3	105
4	80	74	154	–	–	1	2	151
5	111	80	191	–	1	1	5	184
6	155	120	275	–	1	2	20	252
7	127	107	234	2	–	1	19	212
8	139	77	216	4	4	4	19	185
9	96	90	186	1	1	2	19	163
10	93	85	178	–	1	4	17	156
11	80	75	155	3	4	8	26	114
12	80	50	130	1	4	9	23	93
13	85	35	120	1	6	10	22	81
14	73	4	77	1	5	12	45	14
Gesamt	1 239	895	2 135	15	27	54	220	1 819
%	58,0	42,0	100,0	0,7	1,3	2,5	10,3	85,2

14,1

Als Unfallursache ist der Straßenverkehr unbedeutend, der Sport hingegen ist mit 911 Fällen (16,1%) vertreten. Das Maximum der Grünholzbrüche ist um das 6. Lebensjahr nachweisbar und das der Brüche um das 8. Lebensjahr.

Von den 3596 Unterarmschaftbrüchen wurden 28 (0,8%) operativ behandelt (Tabelle 94). Bei einem der Unterarmschaftbrüche kam es zur Ausbildung einer *Pseudarthrose*.

Von Interesse ist die Pseudarthrose:

Ein 13jähriges Mädchen stürzte beim Turnen und zog sich einen geschlossenen Bruch des rechten Unterarms im mittleren Drittel zu. Der Bruch wurde operativ nach der AO mit Platten versorgt. Nach 3 Monaten wurden die Platten entfernt. Einen weiteren Monat später kam es zur Refraktur beider Unterarmknochen. Behandlung mit Gipsverband. Acht Monate später war die Speiche knöchern geheilt, an der Elle jedoch bestand eine Pseudarthrose. Die Behandlung der Ellenpseudarthrose erfolgte erfolgreich mit einem Anlagespan aus dem Schienbein.

Tabelle 94. Operative Behandlung

Behandlungsart	Anzahl
Markdrahtung	11
Bohrdrähte	9
AO-Platte	5
Drahtplatte	3
Summe	28

Distaler Unterarmschaftbruch: 7 720

Die 7 720 distalen Unteramrschaftbrüche setzen sich aus 1 713 Brüchen (Tabelle 95) und 6 007 Grünholzbrüchen (77,8%) zusammen (Tabelle 96).

Bis auf 2 Fälle wurden alle konservativ behandelt. Bei den 2 Fällen erfolgte nach der operativen Einrichtung die Fixation mit Markdrähten.

Pseudarthrosen wurden keine beobachtet.

Typischer Speichenbruch: 1 679

Die 1 679 Speichenbrüche an typischer Stelle setzen sich aus 857 Brüchen (51%) (Tabelle 97) und 822 Grünholzbrüchen (49%) (Tabelle 98) zusammen. Bei den Brüchen war auffallenderweise nur 1 Bruch offen.

Die Behandlung bietet keine Schwierigkeiten, sie war bei allen Fällen konservativ.

Bruch der Elle am unteren Ende: 143

Bei den 143 Brüchen am distalen Ellenende überwiegen die Grünholzbrüche mit 80 Fällen (55,9%) (Tabelle 99) gegenüber den Brüchen mit 63 Fällen (44,1%) (Tabelle 100).

Tabelle 95. Distaler Unterarmschaftbruch

Alter in Jahren	Männlich	Weiblich	Summe	Straßenverkehr	Ski	Fußball	Sonstiger Sport	Andere Ursachen
2	10	8	18	—	—	—	—	18
3	8	10	18	—	—	—	—	18
4	30	12	42	1	1	—	1	39
5	58	40	98	1	1	—	2	94
6	80	48	128	2	2	—	12	112
7	91	40	131	2	1	—	10	118
8	112	54	166	—	4	3	16	143
9	107	58	165	—	4	3	17	141
10	129	79	208	1	2	4	33	168
11	117	55	172	—	4	10	32	127
12	137	78	215	—	7	16	45	147
13	122	48	170	1	8	11	39	111
14	151	31	182	4	16	26	38	98
Gesamt	1 152	561	1 713	12	50	73	244	1 334
%	67,3	32,7	100,0	0,7	2,9	4,3	14,2	77,9

21,4

Tabelle 96. Distaler Unterarmschaft-Grünholzbruch

Alter in Jahren	Männlich	Weiblich	Summe	Straßenverkehr	Ski	Fußball	Sonstiger Sport	Andere Ursachen
1	22	22	44	1	—	—	—	43
2	39	55	94	—	—	—	—	94
3	73	61	134	—	1	—	1	132
4	108	122	230	—	—	—	11	219
5	168	160	328	1	2	1	15	309
6	226	200	426	4	1	1	36	384
7	295	232	527	2	10	10	54	451
8	296	267	543	—	9	9	83	442
9	334	269	603	1	17	21	117	447
10	337	367	704	4	15	45	144	496
11	343	324	667	2	12	48	176	429
12	380	303	683	5	30	53	173	422
13	411	193	604	2	34	66	157	345
14	347	73	420	7	23	70	105	215
Gesamt	3 379	2 628	6 007	29	154	324	1 072	4 428
%	56,2	43,8	100,0	0,5	2,6	5,4	17,8	73,7

25,8

Tabelle 97. Bruch der Speiche an typischer Stelle

Alter in Jahren	Männ-lich	Weib-lich	Summe	Straßen-verkehr	Ski	Fuß-ball	Sonstiger Sport	Andere Ursachen
1	—	4	4	—	—	—	—	4
2	1	3	4	—	—	—	—	4
3	5	1	6	—	—	—	—	6
4	13	3	16	—	—	—	—	16
5	13	7	20	—	—	—	—	20
6	15	23	38	—	—	—	2	36
7	24	20	44	—	2	—	4	38
8	31	18	49	—	1	2	6	40
9	37	29	66	—	1	4	10	51
10	61	44	105	—	1	5	18	81
11	58	62	120	—	—	4	22	94
12	64	54	118	2	3	10	26	77
13	78	63	141	1	8	14	37	81
14	84	42	126	2	10	15	31	68
Gesamt	484	373	857	5	26	54	156	616
%	56,5	43,5	100,0	0,6	3,0	6,3	18,2	71,9

27,5

Tabelle 98. Grünholzbruch der Speiche an typischer Stelle

Alter in Jahren	Männ-lich	Weib-lich	Summe	Straßen-verkehr	Ski	Fuß-ball	Sonstiger Sport	Andere Ursachen
1	2	1	3	—	—	—	—	—
2	6	2	8	—	—	—	—	8
3	11	7	18	—	—	—	—	18
4	13	13	26	—	—	—	—	26
5	16	20	36	1	—	—	3	32
6	32	20	52	—	1	—	3	48
7	43	23	66	—	1	1	5	59
8	48	31	79	—	1	3	13	62
9	48	44	92	1	—	1	13	77
10	50	49	99	—	2	7	23	67
11	41	60	101	—	3	5	30	63
12	38	39	77	—	3	3	23	48
13	68	33	101	1	2	16	33	49
14	46	18	64	—	5	7	21	31
Gesamt	462	360	822	3	18	43	167	591
%	56,2	43,8	100,0	0,4	2,2	5,2	20,3	71,9

27,7

Tabelle 99. Grünholzbruch der Elle am unteren Ende

Alter in Jahren	Männlich	Weiblich	Summe
3	1	—	1
4	1	3	4
5	4	—	4
6	6	1	7
7	3	4	7
8	3	6	9
9	3	6	9
10	4	3	7
11	5	4	9
12	7	2	9
13	8	2	10
14	2	2	4
Gesamt	49	31	80
%	61,3	38,7	100,0

Tabelle 100. Bruch der Elle am unteren Ende

Alter in Jahren	Männlich	Weiblich	Summe	Straßenverkehr	Ski	Fußball	Sonstiger Sport	Andere Ursachen
4	3	—	3	—	—	—	—	3
5	—	1	1	—	—	—	—	1
6	2	4	6	—	—	—	2	4
7	5	2	7	1	—	—	—	6
8	2	3	5	—	—	—	—	5
9	4	2	6	—	—	—	1	5
10	4	4	8	—	—	—	1	7
11	3	1	4	—	—	—	—	4
12	5	1	6	—	—	—	3	3
13	5	1	6	—	—	1	1	4
14	11	—	11	1	3	1	2	4
Gesamt	44	19	63	2	3	2	10	46
%	69,8	30,2	100,0	3,2	4,7	3,2	15,9	73,0
						23,8		

Die Behandlung der Brüche erfolgte konservativ, nur bei 1 Fall wurde eine Resektion des distalen Ellenbruchstücks durchgeführt.

Von den Grünholzbrüchen entstanden 65 durch „andere" Ursachen (81,2%), 15 (18,7%) beim Sport und keiner durch den Straßenverkehr.

Epiphysenlösung am unteren Speichenende: 5 433

Die meisten Epiphysenlösungen am unteren Speichenende entstanden durch „andere" Ursachen, 32,2% beim Sport und nur 0,5% durch den Straßenverkehr (Tabelle 101). Die Behandlung erfolgte bei allen Fällen konservativ.

Tabelle 101. Epiphysenläsung am unteren Speichenende

Alter in Jahren	Männlich	Weiblich	Summe	Straßenverkehr	Sport	Andere Ursachen
1	–	2	2	–	–	2
2	3	8	11	–	–	11
3	15	14	29	–	1	28
4	17	22	39	–	–	39
5	37	31	68	–	2	66
6	59	64	123	2	5	116
7	105	83	188	3	17	168
8	140	135	275	2	45	228
9	211	218	429	3	79	347
10	299	296	595	–	149	446
11	427	410	837	3	244	590
12	563	388	951	6	352	593
13	666	305	971	3	403	565
14	708	207	915	6	455	454
Gesamt	3 250	2 183	5 433	28	1 752	3 653
%	59,8	40,2	100,0	0,5	32,3	67,2

Epiphysenlösung am unteren Ellenende: 114

Neunundachtzig der 114 Epiphysenlösungen am unteren Ellenende entstanden durch „andere" Ursachen (78,0%), 24 beim Sport (21,9%) und nur einer im Straßenverkehr (Tabelle 102).
Die Behandlung war bei allen Fällen konservativ.

Abrißbruch vom unteren Ellenende: 50

Abrißbrüche vom Griffelfortsatz der Elle wurden erst ab dem 9. Lebensjahr beobachtet.

Bruch des Handkahnbeins: 220

Die Brüche des Handkahnbeins setzen sich aus 144 Brüchen (Tabelle 103), 75 Abrißbrüchen und 1 Pseudarthrose zusammen.

Tabelle 102. Epiphysenlösung am unteren Ellenende

Alter in Jahren	Männlich	Weiblich	Summe
5	—	1	1
7	3	1	4
8	1	5	6
9	6	3	9
10	5	4	9
11	11	6	17
12	8	5	13
13	19	6	25
14	22	8	30
Gesamt	75	39	114
%	65,8	34,2	100,0

Tabelle 103. Handkahnbeinbruch

Alter in Jahren	Männ-lich	Weib-lich	Summe	Straßen-verkehr	Ski	Fuß-ball	Sonstiger Sport	Andere Ursachen
8	—	1	1	—	—	—	—	1
9	3	1	4	—	—	—	1	3
10	3	2	5	—	—	—	3	2
11	8	8	16	—	—	—	5	11
12	13	5	18	—	—	2	4	12
13	37	9	46	—	—	6	12	28
14	40	14	54	1	1	5	9	38
Gesamt	104	40	144	1	1	13	34	95
%	72,2	27,8	100,0	0,7	0,7	9,0	23,6	66,0

33,3

Die Anzahl von 144 Brüchen und 75 Abrißbrüchen erscheint auffallend hoch. Möglicherweise sind angeborene Zweiteilungen des Handkahnbeins bzw. der Tuberculumkern Ursache für diese Diagnose.

Die beobachtete *Pseudarthrose* fand sich bei einem 12jährigen Knaben, der wegen einer Prellung im Handgelenkbereich zur Behandlung kam.

Mondbeinbruch: 1

Der Bruch entstand durch „andere" Ursachen bei einem 14jährigen Knaben. Die Behandlung war konservativ.

Mondbeinnekrose: 1

Für die Erforschung der Ursachen der Mondbeinnekrose erscheint von Bedeutung, daß bei 263 166 verletzten Kindern, von denen 187 639 eine Röntgenuntersuchung gehabt hatten, nur 1 Mondbeinnekrose befunden wurde (8jähriger Knabe).

Bruch des Dreieckbeins: 17

Die 17 Fälle setzen sich aus 1 Bruch und 16 Abrißbrüchen zusammen.

Brüche der restlichen Handwurzelknochen: 24

Handgelenkverrenkung: 1

Handgelenkverrenkungsbruch wurde keiner beobachtet.

Verletzungen des 1. Mittelhandknochens: 797

1. Bruch: 485
Die 485 Fälle setzen sich aus 381 Brüchen und 104 Grünholzbrüchen (21,4%) zusammen. Von den 381 Brüchen waren 7 offen (1,8%). Bei 1 Fall von den offenen Frakturen wurde eine sekundäre Amputation durchgeführt. Bei den geschlossenen Brüchen wurden nach der Einrichtung bei 4 Fällen Bohrdrähte verwendet, bei allen übrigen Fällen erfolgte die Behandlung mit einem Gipsverband.

2. Verrenkungsbruch: 5
Bei 4 Fällen erfolgte nach der konservativen Einrichtung die Ruhigstellung im Gipsverband, bei 1 Fall wurde der Bruch nach der Einrichtung mit einem Bohrdraht stabilisiert.

3. Abrißbruch: 31
Bei den Abrißbrüchen handelt es sich in der Regel um knöcherne Kapselausrisse im Bereich des Sattelgelenks. Ein operatives Vorgehen war bei keinem Fall notwendig.

4. Epiphysenlösung: 275
Sämtliche 275 Epiphysenlösungen konnten konservativ eingerichtet werden. Die Ruhigstellung erfolgte im Gipsverband, bei 1 Fall wurde die Epiphyse mit einem Bohrdraht fixiert.

5. Verrenkung: 1
Die Verrenkung des 1. Mittelhandknochens ist bei Kindern eine Rarität. In den bisher in der Literatur beschriebenen Fällen gelang die Einrichtung immer konservativ, auch in diesem Fall.

Verletzungen des 2.–5. Mittelhandknochens: 2 340

1. Bruch: 1 806
Die 1 806 Fälle setzen sich aus 1 640 Brüchen und 166 Grünholzbrüchen (9,2%) zusammen.
Bei 4 Fällen bestand ein pathologischer Bruch in einer Knochencyste. Die Behandlung war
bei allen Fällen konservativ, bei 3 Fällen wurde zusätzlich nach der Einrichtung eine percutane Bohrdrahtfixation durchgeführt.

2. Verrenkungsbruch: 2

3. Abrißbruch: 22

4. Epiphysenlösung: 510
Sowohl die Verrenkungs- und Abrißbrüche, als auch die Epiphysenlösungen wurden konservativ behandelt.

5. Verrenkung
Es wurde keine Verrenkung beobachtet.

In den Tabellen 104–106 sind die Verletzungen des *1.–5.* Mittelhandknochens *zusammen-*
gefaßt.
Von den 270 Grünholzbrüchen entstanden 191 durch „andere" Ursachen (70,7%), 79
beim Sport (29,3%) und keiner durch den Straßenverkehr.

Tabelle 104. Bruch des 1.–5. Mittelhandknochens

Alter in Jahren	Männlich	Weiblich	Summe	Straßenverkehr	Ski	Fußball	Sonstiger Sport	Andere Ursachen
1	–	1	1	–	–	–	–	1
2	9	–	9	1	–	–	–	8
3	11	6	17	–	–	–	–	17
4	10	–	10	2	–	–	–	8
5	21	11	32	1	1	–	–	30
6	26	12	38	–	2	–	2	34
7	37	17	54	1	1	–	3	49
8	55	16	71	–	2	1	7	61
9	82	39	121	2	4	3	11	101
10	110	40	150	1	9	4	25	111
11	191	38	229	2	9	16	33	169
12	273	51	324	2	18	16	45	243
13	408	47	455	5	39	30	62	319
14	474	36	510	5	46	42	72	345
Gesamt	1 707	314	2 021	22	131	112	260	1 496
%	84,5	15,5	100,0	1,1	6,5	5,5	12,9	74,0

24,9

Tabelle 105. Grünholzbruch des 1.–5. Mittelhandknochens

Alter in Jahren	Männlich	Weiblich	Summe
1	1	—	1
2	—	1	1
3	3	—	3
4	3	—	3
5	4	3	7
6	2	6	8
7	3	2	5
8	6	2	8
9	18	3	21
10	16	8	24
11	19	5	24
12	33	7	40
13	51	8	59
14	62	4	66
Gesamt	221	49	270
%	82,0	18,0	100,0

Daumen und Finger

Im Code wird bei den Brüchen im Bereich des Daumens und der dreigliedrigen Finger *nicht*
zwischen den einzelnen Phalangen unterschieden, nicht ob eine oder mehrere Phalangen
gleichzeitig gebrochen sind und nicht ob es sich um einen Bruch oder eine Epiphysenlösung handelt. Bei den dreigliedrigen Fingern gibt es weiters keine Unterscheidung welcher
Finger verletzt wurde, sondern es wird nur die Anzahl der gleichzeitig verletzten Finger
ausgewiesen.

Bruch im Bereich des Daumen: 741

Von den 741 Brüchen im Bereich des Daumens waren 183 offene Frakturen (24,7%). Bei
14 Fällen wurden die Brüche mit Bohrdrähten stabilisiert, bei 2 Fällen war eine primäre
und bei weiteren 2 eine sekundäre Amputation des Daumens erforderlich.

Brüche der dreigliedrigen Finger: 3 526

Von den 3 526 Brüchen waren 933 offene Frakturen (26,5%). In 28 Fällen wurde eine
primäre Amputation (0,8%) und in 14 Fällen eine sekundäre Amputation durchgeführt.
Die Fixation der Brüche erfolgte 68mal mit Bohrdrähten und 2mal mit einer Schraube.
Bei 6 Fällen wurde eine primäre Arthrodese gemacht (Tabelle 107).

Tabelle 106. Epiphysenlösung 1.–5. Mittelhandknochen

Alter in Jahren	Männlich	Weiblich	Summe	Straßenverkehr	Ski	Fußball	Sonstiger Sport	Andere Ursachen
1		1	1	—	—	—	—	1
4	1	4	5	1	—	—	·	4
5	9	1	10	—	—	—	—	10
6	8	5	13	—	—	—	1	12
7	9	10	19	1	1	—	1	16
8	22	14	36	—	4	—	6	26
9	32	18	50	—	5	—	6	39
10	57	22	79	—	5	1	10	63
11	72	19	91	1	9	4	13	64
12	117	25	142	2	12	8	26	94
13	166	18	181	—	14	19	19	132
14	140	15	155	—	11	9	25	110
Gesamt	633	152	785	5	61	41	107	571
%	80,6	19,4	100,0	0,6	7,7	5,2	13,7	72,8

26,6

Tabelle 107. Brüche der dreigliedrigen Finger

	Anzahl der Fälle	Davon offene Brüche	Amputation Primär	Sekundär	Bohrdraht	Schraube	Primäre Arthrodese
Bruch 1 Fingers	3 383	888	24	12	65	2	6
Brüche von 2 Fingern	125	40	3	1	2	—	—
Brüche von 3 Fingern	16	5	1	—	1	—	—
Brüche von 4 Fingern	2	—	—	1	—	—	—
Gesamt	3 526	933	28	14	68	2	6
%	100,0	26,5	0,8	0,4			

Epiphysenlösung am Daumen und an den Fingern: 5 708

Im Code wird bei den Epiphysenlösungen weder zwischen Daumen und 3gliedrigen Fingern, noch zwischen den einzelnen Fingergliedern unterschieden. Der Sport als Unfallursache ist mit 2 105 Fällen (36,8%) auffallend stark vertreten (Tabelle 108). Die Behandlung war bei allen Fällen konservativ.

Tabelle 108. Epiphysenlösung am Daumen und an den Fingern

Alter in Jahren	Männlich	Weiblich	Summe	Straßenverkehr	Ski	Fußball	Sonstiger Sport	Andere Ursachen
00–04	72	58	130	1	–	–	–	129
05–09	645	477	1 122	4	17	38	129	933
10–14	2 775	1 681	4 456	27	215	386	1 319	2 509
Gesamt	3 492	2 216	5 708	32	232	425	1 448	3 571
%	61,2	38,8	100,0	0,6	4,1	7,4	25,3	62,6

36,8

Becken

Die Anzahl der Brüche im Bereich des Beckens sind bei Kindern relativ gering. An 1. Stelle stehen die Brüche der Sitz- und Schambeine.

Zerreißung der Symphyse: 3
Von den 3 Symphysenzerreißungen war 1 offen.

Beckenringbruch: 1

Beckenringverrenkungsbruch: 3

Bruch des Sitz- oder Schambeins: 96

Im Code wird zwischen Sitz- und Schambein nicht unterschieden. Hoch ist der Anteil des Straßenverkehrs als Unfallursache mit 60,4% (Tabelle 109).

Darmbeinbruch: 34 (Tabelle 110)

Darmbeinabrißbruch (Epiphysenlösung): 7
Die Darmbeinabrißbrüche im jugendlichen Alter entsprechen praktisch Epiphysenlösungen des Darmbeinkamms. Sie kommen kurz vor Schluß der Epiphyse vor und entstehen durch ruckartige aktive Anspannung der Muskulatur. Alle 7 Fälle entstanden beim Sport (Tabelle 111). Die Behandlung war bei allen 7 Fällen konservativ mit Bettruhe.

Subluxation im Kreuz- und Darmbein-Gelenk: 3

Tabelle 109. Sitz- und Schambeinbruch

Alter in Jahren	Männlich	Weiblich	Summe	Straßenverkehr	Ski	Fußball	Sonstiger Sport	Andere Ursachen
4	2	2	4	3	—	—	—	1
5	2	3	5	2	—	—	—	3
6	4	—	4	1	—	—	—	3
7	5	2	7	3	—	—	—	4
8	5	4	9	8	—	—	—	1
9	8	3	11	9	—	—	—	2
10	7	4	11	8	—	—	—	3
11	6	2	8	6	—	—	—	2
12	10	—	10	6	—	—	—	4
13	5	6	11	6	2	1	—	2
14	11	5	16	6	2	—	2	6
Gesamt	65	31	96	58	4	1	2	31
%	67,7	32,3	100,0	60,4		7,3		32,3

Tabelle 110. Darmbeinbruch

Alter in Jahren	Männlich	Weiblich	Summe	Straßenverkehr	Ski	Fußball	Sonstiger Sport	Andere Ursachen
4	1	1	2	1	—	—	—	1
5	—	1	1	1	—	—	—	—
6	1	1	2	1	—	—	—	1
7	3	3	6	4	—	—	—	2
8	1	1	2	2	—	—	—	—
10	2	—	2	1	—	—	—	1
12	3	2	5	2	—	—	2	1
13	6	1	7	—	—	—	1	6
14	5	2	7	1	—	1	4	1
Gesamt	22	12	34	13	—	1	7	13
%	64,7	35,3	100,0	38,2		23,6		38,2

Tabelle 111. Darmbeinabrißbruch

Alter in Jahren	Männlich	Weiblich	Summe
12	–	1	1
13	2	–	2
14	4	–	4
Gesamt	6	1	7

Untere Extremität

Zentraler Hüftgelenkverrenkungsbruch: 6

Fünf Fälle entstanden bei Straßenverkehrsunfällen und 1 beim Skifahren. Der 13jährige Knabe verstarb innerhalb weniger Minuten nach der Einlieferung ins Krankenhaus (Tabelle 112). Die Behandlung war bei allen Fällen konservativ im Streckverband.

Der 7jährige Knabe konnte 8 Jahre nach dem Unfall nachuntersucht werden: Die Beweglichkeit der Hüfte war aktiv frei. Röntgenologisch fanden sich im Hüftgelenk normale Verhältnisse und kein Anhaltspunkt für eine Hüftkopfnekrose. (Dieser Fall wurde von Prim. Dr. Streli, AUKH Linz zur Verfügung gestellt.)

Hüftgelenkverrenkung: 28 (Tabelle 113)

Es fanden sich sämtliche Formen der Hüftgelenkverrenkung wie bei den Erwachsenen. Der jüngste Verletzte war 4 Jahre alt.

Bis auf 1 Fall gelang die Einrichtung in Narkose immer konservativ. Nach der Einrichtung erfolgte keine Ruhigstellung. Die Kinder durften aufstehen und das Bein belasten, sobald sie keine Schmerzen mehr hatten. Eine Nekrose des Oberschenkelkopfes wurde nicht beobachtet.

Oberschenkelkopfepiphysenlösung: 29

Von den 29 Oberschenkelkopfepiphysenlösungen konnte nur bei 4 Fällen ein Unfallereignis nachgewiesen werden: 2mal Stürze beim Skifahren (12jähriges Mädchen und 14jähriger Knabe) und 2mal Sturz bei sonstigem Sport (13jähriger Knabe und Mädchen). Das Maximum der Kopfepiphysenlösungen liegen beim 13. Lebensjahr, die Mädchen sind doppelt so oft betroffen als die Knaben (Tabelle 114).

Die Behandlung war bei 28 von den 29 Fällen operativ. Nur das 6jährige Mädchen wurde mit einem Brust-Becken-Beingipsverband behandelt. Bei 3 von den 28 Fällen wurde vor der Operation eine Extension angelegt, um eine bessere Stellung der abgerutschten Kopfepiphyse zu erzielen. Im Laufe der Jahre hat sich als schonendstes Operationsverfahren die Fixation der Kopfepiphyse mit Bohrdrähten oder Schrauben herausgestellt (Tabelle 115). Bei 3 von den 29 Fällen war die Oberschenkelkopfepiphysenlösung nacheinander beidseitig.

Tabelle 112. Zentraler Hüftgelenkverrenkungsbruch

Alter in Jahren	Geschlecht	Unfallursache	Behandlung
7	Männlich	Straßenverkehr	Extension
9	Männlich	Straßenverkehr	Extension
10	Männlich	Straßenverkehr	Extension
11	Männlich	Straßenverkehr	Extension
12	Weiblich	Ski	Extension
13	Männlich	Straßenverkehr	In den ersten Stunden der Behandlung verstorben

Tabelle 113. Hüftgelenkverrenkung

Alter in Jahren	Männlich	Weiblich	Straßenverkehr	Ski	Andere Ursachen	Summe
4	1	–	–	–	1	1
5	2	–	–	–	2	2
6	2	1	–	–	3	3
7	1	1	–	–	2	2
8	1	1	1	–	1	2
9	2	1	–	1	2	3
10	3	2	1	1	3	5
11	1	1	1	–	1	2
12	2	1	1	1	1	3
13	3	–	2	1	–	3
14	2	–	–	2	–	2
Gesamt	20	8	6	6	16	28
%	71,0	29,0	21,4	21,4	57,2	100,0

Schenkelhalsbruch: 30

Die 30 Schenkelhalsbrüche setzen sich aus 29 Brüchen vom Varus- oder Adduktionstyp (Tabelle 116) und aus 1 eingekeiltem Bruch (Valgustyp) zusammen. Auffallend ist die Beteiligung der Mädchen mit 58,6% bei diesen Brüchen.

Von den 29 Fällen wurden 80% operativ versorgt (Dreilamellennagel oder Schrauben) und 20% im Gipsverband behandelt. Der eingekeilte Schenkelhalsbruch wurde bei einem 11jährigen Mädchen nach einem Sportunfall beobachtet. Bisher ist in der Literatur kein eingekeilter Schenkelhalsbruch bei Kindern beschrieben worden.

Tabelle 114. Oberschenkelkopfepiphysenlösung

Alter in Jahren	Männlich	Weiblich	Summe
6	—	1	1
10	—	1	1
11	1	3	4
12	1	7	8
13	5	5	10
14	3	2	5
Gesamt	10	19	29
%	34,5	65,5	100,0

Tabelle 115. Verwendete Osteosyntheseverfahren

Schenkelhalsnagel	5
Bohrdrähte	9
Schrauben	9
Sonstige Osteosynthesen	5
Gesamt	28

Tabelle 116. Schenkelhalsbruch vom Varustyp

Alter in Jahren	Männlich	Weiblich	Summe
1	—	1	1
2	—	1	1
3	—	1	1
4	—	2	2
7	—	1	1
8	—	2	2
10	—	1	1
11	2	2	4
12	2	1	3
13	5	2	7
14	3	3	6
Gesamt	12	17	29
%	41,4	58,6	100,0

Abriß des Trochanter major und minor: 5

Diese Brüche gehören bei den Kindern zu den Seltenheiten. Drei Fälle entstanden beim Sport und 2 aus „anderen" Ursachen. Die Knaben überwiegen mit 4 Fällen. Das durchschnittliche Alter betrug 11,4 Jahre.
Die Behandlung erfolgte konservativ mit Bettruhe.

Pertrochanterer Oberschenkelbruch: 12

Die Behandlung der pertrochanteren Oberschenkelbrüche (Tabelle 117) war bei den 12 Fällen 2mal operativ mit Nagel und Platte, bei 3 Fällen wurde ein Streckverband angelegt und bei 7 erfolgte die Ruhigstellung im Gipsverband.

Tabelle 117. Pertrochanterer Oberschenkelbruch

Alter in Jahren	Männlich	Weiblich	Summe	Straßenverkehr	Ski	Fußball	Sonstiger Sport	Andere Ursachen
1	–	1	1	–	–	–	–	1
2	1	–	1	–	–	–	–	1
5	1	–	1	–	–	–	–	1
10	1	1	2	2	–	–	–	–
11	2	1	3	1	–	1	–	1
13	–	1	1	–	–	–	–	1
14	2	1	3	2	–	–	–	1
Gesamt	7	5	12	5	–	1	–	6
%	58,3	41,7	100,0	41,7		8,3		50,0

Subtrochanterer Oberschenkelbruch: 31

Von den 31 subtrochanteren Oberschenkelbrüchen wurden nur 4 (12,9%) operativ versorgt (3mal offene Marknagelung und 1mal AO-Platte). Die übrigen 27 Fälle wurden konservativ behandelt (Tabelle 118).

Oberschenkelschaftbruch: 839

Bei dieser Verletzung überwiegen die Knaben mit 74,6% gegenüber den Mädchen mit 25,4%. Auffallend hoch ist als Unfallursache der Straßenverkehr mit 36,2% (Tabelle 119).
Von den 839 Brüchen waren 17 offene Brüche (2,0%). Die Behandlung erfolgte bei 799 Fällen konservativ (95,2%). Operativ wurden 40 Verletzte versorgt (4,8%) (Tabelle 120).

Tabelle 118. Subtrochanterer Oberschenkelbruch

Alter in Jahren	Männ-lich	Weib-lich	Summe	Straßen-verkehr	Ski	Fuß-ball	Sonstiger Sport	Andere Ursachen
1	–	1	1	–	–	–	–	1
2	–	1	1	–	–	–	–	1
3	1	1	2	–	–	–	–	2
4	2	–	2	1	–	–	–	1
5	2	–	2	–	–	–	–	2
6	1	1	2	–	–	–	–	2
7	1	2	3	1	–	–	–	2
8	–	2	2	1	–	–	–	1
9	3	–	3	1	2	–	–	–
10	3	–	3	1	1	–	–	1
11	1	–	1	–	1	–	–	–
12	3	1	4	–	2	–	–	2
13	1	–	1	–	1	–	–	–
14	4	–	4	–	2	1	–	1
Gesamt	22	9	31	5	9	1	–	16
%	71,0	29,0	100,0	16,1	29,0	3,3	–	51,6

32,3

Tabelle 119. Oberschenkelschaftbruch

Alter in Jahren	Männ-lich	Weib-lich	Summe	Straßen-verkehr	Ski	Fuß-ball	Sonstiger Sport	Andere Ursachen
1	11	5	16	1	–	–	–	15
2	40	14	54	3	–	–	–	51
3	49	16	65	17	–	–	–	48
4	37	12	49	19	3	–	1	26
5	38	16	54	23	1	–	3	27
6	42	18	60	25	2	–	3	30
7	58	16	74	29	5	–	3	37
8	39	13	52	20	6	–	2	24
9	53	13	66	23	9	–	2	32
10	49	18	67	31	16	–	3	17
11	50	15	65	21	20	2	6	16
12	60	19	79	30	17	1	7	24
13	53	19	72	35	15	–	2	20
14	47	19	66	27	17	1	2	19
Gesamt	626	213	839	304	111	4	34	386
%	74,6	25,4	100,0	36,2	13,2	0,5	4,1	46,0

17,8

Tabelle 120. Verwendete Osteosyntheseverfahren

Marknagelung gedeckt	17
Marknagelung offen	12
Druckplatte AO	3
Bohrdrahtfixation	2
Drahtumschlingung	4
Nagelung nach Ender	1
Fixateur externe	1
Gesamt	40

Bei den 8 *pathologischen* Oberschenkelschaftbrüchen lag bei allen Fällen eine gutartige solitäre Knochencyste vor. Die Behandlung bestand neben operativer Stabilisierung in zusätzlicher Spananlagerung oder Spongiosaauffüllung.

Pseudarthrosen wurden keine beobachtet.

Supracondylärer Oberschenkelbruch: 88

Die supracondylären Oberschenkelbrüche setzen sich aus 71 Brüchen (Tabelle 121) und 17 Grünholzbrüchen (19,3%) zusammen. Von den Brüchen war 1 Bruch offen.

Die Grünholzbrüche kommen nur im Kleinkindesalter vor, wobei das Durchschnittsalter 4,0 Jahre betrug.

Die Behandlung war bei allen Fällen konservativ.

Epiphysenlösung am unteren Oberschenkelende: 119

Von den 119 Epiphysenlösungen am unteren Oberschenkelende entstanden 47 (39,5%) beim Skifahren, 20 (16,8%) bei Straßenverkehrsunfällen, 4 beim Fußball und 48 aus „anderen" Ursachen. Am häufigsten war die Altersgruppe von 10—14 Jahren mit 68 Fällen betroffen. Das männliche Geschlecht überwiegt mit 84 Fällen (70,6%) gegenüber dem weiblichen mit 35 Fällen. Die Behandlung war bei 18 Fällen operativ (15,1%), bei den übrigen 101 Fällen konservativ.

Bei der operativen Behandlung überwiegt die temporäre Fixation nach der Reposition mit Bohrdrähten über die Epiphysenfuge hinweg in die Diaphyse (13 Fälle). Bei 4 Fällen wurde die gebrochene Epiphyse mit Schrauben versorgt, 1mal wurde eine Winkelplatte verwendet.

Gefäß- und Nervenstörungen wurden bei den 119 Fällen keine beobachtet.

Verrenkung der Kniescheibe: 115

Kniescheibenverrenkungen wurden erst ab dem 8. Lebensjahr beobachtet, eine Tatsache, die mit der Entwicklung der Kniescheibe zusammenhängen dürfte. Auffallend hoch ist

Tabelle 121. Supracondylärer Oberschenkelbruch

Alter in Jahren	Männlich	Weiblich	Summe	Straßenverkehr	Ski	Fußball	Sonstiger Sport	Andere Ursachen
1	2	3	5	–	–	–	–	5
2	1	2	3	1	–	–	–	2
3	4	2	6	2	–	–	–	4
4	3	–	3	1	–	–	–	2
5	3	–	3	2	–	–	–	1
6	1	1	2	–	1	–	–	1
7	4	–	4	–	1	–	1	2
8	5	–	5	2	1	–	–	2
9	6	1	7	4	2	–	1	–
10	8	2	10	4	1	–	1	4
11	3	2	5	1	1	–	2	1
12	1	–	1	–	–	–	–	1
13	2	2	4	2	1	–	1	–
14	6	3	9	2	–	–	–	7
Gesamt	49	22	71	21	8	–	6	36
%	69,0	31,0	100,0	29,6	11,2	–	8,5	50,7

19,7

der Anteil der Mädchen mit 63,5%, während der der Knaben nur 36,5% beträgt (Tabelle 122).

Rezidivierende Kniescheibenverrenkung: 26

Auch hier sind die Mädchen mit 68,2% führend. Eine Operation wurde in keinem Fall durchgeführt.

Kniescheibensubluxation: 2

Bruch der Kniescheibe: 107

Von den 107 Kniescheibenbrüchen mußten 9 operativ versorgt werden (8,5%), da eine größere Diastase bzw. ein Trümmerbruch bestand. Bei 7 Fällen wurde eine Drahtnaht gemacht und bei den beiden Trümmerbrüchen (zwei 11jährige Knaben) wurde die Kniescheibe entfernt.

Achtundneunzig Fälle wurden konservativ behandelt (Tabelle 123).

Abrißbruch von der Kniescheibenspitze: 71

Bei 3 von den 71 Fällen (Tabelle 124) wurde die abgerissene Kniescheibenspitze reseziert. Alle übrigen Fälle wurden konservativ behandelt.

Tabelle 122. Verrenkung der Kniescheibe

Alter in Jahren	Männ-lich	Weib-lich	Summe	Straßen-verkehr	Ski	Fuß-ball	Sonstiger Sport	Andere Ursachen
8	1	–	1	–	–	–	–	1
9	–	1	1	–	–	–	–	1
10	2	4	6	–	–	1	1	4
11	2	9	11	–	2	–	3	6
12	3	12	15	–	–	1	6	8
13	15	21	36	–	–	3	11	22
14	19	26	45	–	2	3	16	24
Gesamt	42	73	115	–	4	8	37	66
%	36,5	63,5	100,0	–	3,5	7,0	32,2	57,3

42,7

Tabelle 123. Kniescheibenbruch

Alter in Jahren	Männ-lich	Weib-lich	Summe	Straßen-verkehr	Ski	Fuß-ball	Sonstiger Sport	Andere Ursachen
4	–	1	1	–	–	–	–	1
5	2	–	2	–	–	–	–	2
6	1	–	1	–	–	–	–	1
7	4	1	5	1	1	–	–	3
8	2	3	5	–	–	–	3	2
9	7	3	10	–	–	1	1	8
10	6	2	8	1	1	–	2	4
11	17	6	23	–	2	–	9	12
12	8	9	17	–	–	1	5	11
13	11	4	15	1	–	–	4	10
14	12	8	20	3	–	1	2	14
Gesamt	70	37	107	6	4	3	26	68
%	65,4	34,6	100,0	5,6	3,7	2,8	24,3	63,6

30,8

Kniegelenkverrenkung: keine

Bruch der Eminentia intercondyloidea: 108

In keinem Fall wurde, auch wenn eine Diastase der Bruchstücke bestand, operativ vorgegangen (Tabelle 125).

Tabelle 124. Abrißbruch von der Kniescheibenspitze

Alter in Jahren	Männ-lich	Weib-lich	Summe	Straßen-verkehr	Ski	Fuß-ball	Sonstiger Sport	Andere Ursachen
6	1	2	3	1	–	–	–	2
7	1	–	1	–	–	–	–	1
8	–	1	1	–	–	–	–	1
9	1	3	4	–	–	–	–	4
10	5	3	8	1	–	–	1	6
11	14	3	17	–	–	1	5	11
12	11	2	13	–	1	1	3	8
13	7	4	11	–	2	–	4	5
14	10	3	13	–	1	1	4	7
Gesamt	50	21	71	2	4	3	17	45
%	70,4	29,6	100,0	2,8	5,6	4,2	23,9	63,5

33,7

Tabelle 125. Bruch der Eminentia intercondyloidea

Alter in Jahren	Männ-lich	Weib-lich	Summe	Straßen-verkehr	Ski	Fuß-ball	Sonstiger Sport	Andere Ursachen
3	1	–	1	–	–	–	–	1
6	1	2	3	–	–	–	1	2
7	1	2	3	–	1	–	–	2
8	3	2	5	2	–	–	–	3
9	7	4	11	1	5	–	–	5
10	9	4	13	2	2	–	2	7
11	12	6	18	2	2	1	4	9
12	16	7	23	2	3	1	2	15
13	10	4	14	2	2	2	2	6
14	10	7	17	–	4	2	4	7
Gesamt	70	38	108	11	19	6	15	57
%	64,8	35,2	100,0	10,2	17,6	5,5	13,9	52,8

37,0

Epiphysenlösung am oberen Schienbeinende: 8

Bei diesen Epiphysenlösungen überwiegen die Knaben mit 7 Fällen. Der älteste war 14 Jahre und der jüngste 5 Jahre alt. Das Durchschnittsalter betrug 11,6 Jahre. Bei den Unfallursachen war keine hervorstechend.

Alle 8 Fälle wurden konservativ eingerichtet und bei 6 die eingerichtete Epiphyse percutan mit Bohrdrähten fixiert.

Infracondylärer Schienbeinbruch: 32

Bei den infracondylären Schienbeinbrüchen war 1 Fall offen. Bei 3 Fällen wurde operativ vorgegangen (9,4%). Die Fixation erfolgte 1mal mit Bohrdrähten und 2mal mit Schrauben (Tabelle 126).

Tabelle 126. Infracondylärer Schienbeinbruch

Alter in Jahren	Männlich	Weiblich	Summe	Straßenverkehr	Ski	Fußball	Sonstiger Sport	Andere Ursachen
00–04	2	3	5	1	–	–	–	4
05–09	4	3	7	3	1	–	–	3
10–14	11	9	20	2	8	–	4	6
Gesamt	17	15	32	6	9	–	4	13
%	53,1	46,9	100,0	18,8	28,1	–	12,5	40,6
						40,6		

Abrißbruch vom Schienbeinkopf: 25

Unterschenkelschaftbruch: 2 247

Bei den 2 247 Unterschenkelschaftbrüchen waren 66 offene Brüche (2,9%). Während die isolierten Schienbeinbrüche ihr Maximum im 8. Lebensjahr haben, steigt die Anzahl der Unterschenkelschaftbrüche mit zunehmendem Lebensalter stetig an. Die Hauptunfallursache ist der Skisport (69,5%) (Tabelle 127).

Die Behandlung war bei 95% konservativ, bei 112 Fällen (5%) wurde operativ vorgegangen (Tabelle 128). Bei einem Fall war eine sekundäre *Amputation* notwendig.

Pseudarthrosen wurden bei 3 Fällen beobachtet.

Unter den 10 600 Unterschenkelschaft- und isolierten Schienbeinbrüchen waren 822 Grünholzbrüche (7,7%).

Isolierter Schienbeinschaftbruch: 8 353

Die meisten isolierten Schienbeinschaftbrüche entstanden beim Skifahren (*80,7%*). Bevorzugt ist das 8. Lebensjahr (Tabelle 129). Die Behandlung war bei allen Fällen konservativ.

Wadenbeinschaftbruch: 173

Die Anzahl der isolierten Wadenbeinschaftbrüche ist auffallend hoch.

Tabelle 127. Unterschenkelschaftbruch

Alter in Jahren	Männlich	Weiblich	Summe	Straßenverkehr	Ski	Fußball	Sonstiger Sport	Andere Ursachen
1	2	3	6	–	–	–	–	6
2	9	7	16	4	–	–	–	12
3	7	6	13	7	5	–	–	1
4	33	18	51	12	2	–	1	36
5	26	20	46	9	18	1	1	17
6	62	24	86	18	37	–	1	30
7	85	38	123	29	67	–	3	24
8	90	51	141	25	75	1	4	36
9	118	60	178	18	116	3	8	33
10	126	59	185	18	124	4	6	27
11	144	69	213	17	180	–	5	11
12	208	106	314	20	256	3	8	27
13	283	131	414	21	322	5	15	51
14	353	109	461	29	354	11	11	56
Gesamt	1 546	701	2 247	227	1 562	28	63	367
%	68,8	31,2	100,0	10,1	69,5	1,3	2,8	16,3

73,6

Tabelle 128. Operative Behandlung

Bohrdrähte	4
Verschraubung	2
Goetze-Drahtnaht	86
Gedeckte Marknagelung	9
Druckplatte	2
Markdrahtung	9
Gesamt	112

Supramalleolärer Unterschenkelbruch: 1 944

Unter den 1 944 supramalleolären Unterschenkelbrüchen sind 472 Grünholzbrüche (24,3%) (Tabelle 130 und 131). Die Hauptunfallursache war der Skisport mit 1 622 Fällen (83,4%). Die Behandlung war bei allen Fällen konservativ.

Distaler Unterschenkelbruch: 967

Von den 967 distalen Unterschenkelbrüchen waren 276 Grünholzbrüche. Bei 4 Fällen bestand eine offene Fraktur. Von den Brüchen wurden 36 (5,2%) operativ versorgt.

Tabelle 129. Isolierter Schienbeinschaftbruch

Alter in Jahren	Männlich	Weiblich	Summe	Straßenverkehr	Ski-Ski	Fußball	Sonstiger Sport	Andere Ursachen
1	19	16	35	–	–	–	–	35
2	83	47	130	–	–	–	–	130
3	92	81	173	5	25	–	–	143
4	143	128	271	7	129	2	12	121
5	295	240	535	6	401	2	11	115
6	602	334	936	15	740	3	16	162
7	618	350	968	12	808	9	23	116
8	633	369	1 002	12	885	11	19	75
9	577	277	854	18	755	12	14	55
10	448	332	780	14	715	12	9	30
11	426	290	716	11	628	17	26	34
12	422	285	707	15	637	8	19	28
13	438	264	702	22	583	17	16	64
14	387	157	544	9	437	13	15	70
Gesamt	5 183	3 170	8 353	146	6 743	106	180	1 178
%	62,0	38,0	100,0	1,7	80,7	1,3	2,2	14,1

84,2

Distaler Unterschenkelabrißbruch: 36

Epiphysenlösung am unteren Schienbeinende: 1 723

Von den 1 723 Epiphysenlösungen am unteren Schienbeinende (Tabelle 132) konnten 1 703 konservativ behandelt werden (98,8%). Zwanzig Fälle mußten operativ eingerichtet werden (1,2%), da eine Interposition bestand. Die Fixation erfolgte 7mal mit Bohrdrähten und 13mal mit Schrauben.

Verletzungen des äußeren Knöchels: 3 662

1. Bruch des äußeren Knöchels: 739
737 von den 739 Brüchen des äußeren Knöchels (Tabelle 133) wurden konservativ behandelt. Nur in 2 Fällen wurde operativ vorgegangen (1mal Schraube, 1mal Bohrdrähte).
Nach den Brüchen des äußeren Knöchels wurden keine Pseudarthrosen beobachtet.

2. Verrenkungsbruch des äußeren Knöchels: 37
Alle 37 Fälle wurden konservativ behandelt. Interessanterweise war kein Verrenkungsbruch offen.

3. Bruch des äußeren Knöchels mit Zerreißung der Syndesmose: 7
Die konservative Behandlung gelang bei allen 7 Fällen.

Tabelle 130. Supramalleolärer Bruch des Unterschenkels

Alter in Jahren	Männlich	Weiblich	Summe	Straßenverkehr	Ski	Fußball	Sonstiger Sport	Andere Ursachen
1	1	1	2	–	–	–	–	2
2	6	10	16	1	–	–	–	15
3	13	15	28	1	–	–	–	27
4	21	15	36	1	3	–	1	31
5	19	9	28	3	10	–	2	13
6	28	19	47	4	27	1	3	12
7	22	28	50	4	33	–	1	12
8	21	32	53	4	46	1	–	2
9	54	32	86	5	71	–	–	10
10	60	53	113	–	100	–	4	9
11	89	63	152	4	139	–	2	7
12	137	91	228	–	215	–	–	13
13	227	101	328	1	317	–	–	10
14	255	50	305	2	291	1	2	9
Gesamt	953	519	1 472	30	1 252	3	15	172
%	64,7	35,3	100,0	2,0	85,1	0,2	1,0	11,7

86,3

Tabelle 131. Supramalleolärer Grünholzbruch des Unterschenkels

Alter in Jahren	Männlich	Weiblich	Summe	Straßenverkehr	Ski	Fußball	Sonstiger Sport	Andere Ursachen
1	2	2	4	–	–	–	–	4
2	6	11	17	1	–	–	–	16
3	9	9	18	–	–	–	1	17
4	4	12	16	–	1	–	–	15
5	8	6	14	–	4	–	1	9
6	6	11	17	2	8	–	–	7
7	12	9	21	–	16	–	–	5
8	15	7	22	–	19	–	–	3
9	18	17	36	–	33	–	–	3
10	17	28	45	–	42	–	2	1
11	29	14	43	–	37	–	–	6
12	34	24	58	–	53	–	2	3
13	65	25	90	–	88	–	1	1
14	52	19	71	–	69	–	1	1
Gesamt	278	194	472	3	370	–	8	91
%	58,9	41,1	100,0	0,6	78,4	–	1,7	19,3

80,1

4. Abrißbruch vom äußeren Knöchel: 404

Die Anzahl von 404 Fällen ist auffallend hoch. Im Bereich der äußeren Knöchelspitze kann ein isoliertes Ossifikationszentrum, das Os subfibulare, Anlaß zu Verwechslungen geben.

5. Epiphysenlösung am äußeren Knöchel: 2475

Nur 6 von 2475 Epiphysenlösungen (Tabelle 134) wurden operativ behandelt. Die Fixation erfolgte 5mal mit Bohrdrähten und 1mal mit einer Malleolarschraube.

Verletzungen des inneren Knöchels: 397

1. Bruch des inneren Knöchels: 327

Von den 327 Brüchen des inneren Knöchels wurden 295 (90,2%) konservativ und 32 (9,8%) operativ behandelt. Die Fixation des inneren Knöchels erfolgte bei den operierten Fällen 15mal mit Bohrdrähten und 17mal mit Malleolarschrauben.

Unter den 327 Fällen wurde 1 Pseudarthrose bei einem 14jährigen Mädchen beobachtet.

2. Verrenkungsbruch des inneren Knöchels: 13

Alle Verrenkungsbrüche waren geschlossen. Zehn von den 13 Fällen konnten konservativ eingerichtet und weiterbehandelt werden. Drei Fälle wurden operativ versorgt (2mal Bohrdraht, 1mal Malleolarschraube).

3. Abrißbruch von der inneren Knöchelspitze: 57

Die Diagnose eines Abrißbruches vom inneren Knöchel kann *oft* Schwierigkeiten bereiten, da im 10.–12. Lebensjahr, aber auch schon früher in diesem Bereich ein kleinerer oder größerer Knochenkern auftritt, der rasch mit dem übrigen Knochen verschmilzt. Dieser Knochenkern kann zu Verwechslungen Anlaß geben. Als Unfallursache fand sich in 27 Fällen der Sport (47,4%), die übrigen Fälle entstanden durch „andere" Ursachen (Tabelle 135).

Siebenunddreißig Fälle wurden mit einem Unterschenkelgipsverband, 19 nur mit einer elastischen Binde behandelt. Bei 1 Fall wurde eine Bohrdrahtfixation gemacht.

Bruch des inneren und äußeren Knöchels: 45

Bei den 45 Brüchen war kein Bruch offen. In 4 Fällen wurde operativ vorgegangen. Die anschließende Fixation erfolgte 2mal mit Bohrdrähten und 2mal mit Schrauben.

Bruch des inneren und äußeren Knöchels mit Verrenkung des Sprungbeins: 57

Zwei von den 57 Brüchen waren offen. Operativ mußten 22 Fälle versorgt werden.

Bruch beider Knöchel und Abbruch eines vorderen oder hinteren Keils vom Schienbein: 12

Bei 2 von den 12 Fällen wurde operativ vorgegangen und der Keil mit Bohrdrähten fixiert.

Tabelle 132. Epiphysenlösung am unteren Schienbeinende

Alter in Jahren	Männlich	Weiblich	Summe	Straßenverkehr	Ski	Fußball	Sonstiger Sport	Andere Ursachen
1	5	4	9	–	–	–	–	9
2	16	16	32	2	–	–	–	30
3	20	18	38	–	–	–	1	37
4	13	23	36	2	–	–	1	33
5	19	12	31	1	3	–	–	27
6	12	11	23	–	3	–	3	17
7	15	24	39	2	12	–	2	23
8	28	25	53	2	13	2	–	35
9	49	38	87	7	22	2	7	49
10	62	63	125	2	28	4	9	82
11	89	129	218	5	40	8	27	138
12	185	158	343	11	96	24	26	186
13	212	163	375	4	111	37	51	172
14	237	77	314	3	80	42	45	144
Gesamt	962	761	1 723	41	408	119	172	983
%	55,8	44,2	100,0	2,4	23,7	6,9	10,0	57,0

40,6

Tabelle 133. Bruch des äußeren Knöchels

Alter in Jahren	Männlich	Weiblich	Summe	Straßenverkehr	Ski	Fußball	Sonstiger Sport	Andere Ursachen
2	1	1	2	–	–	–	–	2
3	2	2	4	–	–	–	–	4
4	1	2	3	–	–	–	–	3
5	2	3	5	–	–	–	–	5
6	3	14	17	2	1	–	–	14
7	10	32	42	–	1	–	2	39
8	26	29	55	–	2	–	1	52
9	44	26	70	–	4	5	4	57
10	42	32	74	–	13	1	1	59
11	40	41	81	1	13	3	5	59
12	50	52	102	–	25	3	10	64
13	63	78	141	1	47	8	9	76
14	58	85	143	2	40	8	17	76
Gesamt	342	397	739	6	146	28	49	510
%	46,3	53,7	100,0	0,8	19,8	3,8	6,6	69,0

30,2

Tabelle 134. Epiphysenlösung am äußeren Knöchel

Alter in Jahren	Männ-lich	Weib-lich	Summe	Straßen-verkehr	Ski	Fuß-ball	Sonstiger Sport	Andere Ursachen
1	1	1	2	–	–	–	–	2
2	13	11	24	–	–	–	–	24
3	24	33	57	–	–	–	–	57
4	24	40	64	–	–	–	–	64
5	26	41	67	1	1	–	–	65
6	43	64	107	–	1	–	3	103
7	62	83	145	3	8	1	6	127
8	128	98	226	1	14	8	10	193
9	168	89	257	3	19	12	17	206
10	178	87	265	1	33	13	22	196
11	175	112	287	1	47	14	24	201
12	204	119	323	2	79	20	27	195
13	180	144	324	3	91	16	31	183
14	227	100	327	1	112	31	38	145
Gesamt	1 453	1 022	2 475	16	405	115	178	1 761
%	58,7	41,3	100,0	0,6	16,4	4,6	7,2	71,2
						28,2		

Zerreißung der tibio-fibularen Syndesmose: 28

Von den 28 Fällen (Tabelle 136) wurden 27 konservativ nach der Reposition im Gipsverband behandelt. Bei einem 14jährigen Knaben erfolgte nach der Reposition eine percutane Bohrdrahtfixation.

Bruch des Sprungbeins: 22

Die Behandlung war bei allen 22 Brüchen (Tabelle 137) konservativ. Eine *posttraumatische Nekrose* des Sprungbeins wurde nicht beobachtet.

Verrenkungsbruch des Sprungbeins: 6

Von den 6 Verrenkungsbrüchen war 1 Bruch offen. Bei 2 Fällen wurde nach der Einrichtung die gute Stellung mit Bohrdrähten fixiert.

Abrißbruch vom Sprungbein: 50

Auffallend hoch ist die Zahl der Abrißbrüche vom Sprungbein. Wahrscheinlich wurde in vielen Fällen akzessorische Knochenelemente als Abrißbruch diagnostiziert (Os talo-tibiale,

Tabelle 135. Abrißbruch von der inneren Knöchelspitze

Alter in Jahren	Männlich	Weiblich	Summe
7	1	2	3
8	–	6	6
9	5	8	13
10	6	3	9
11	8	–	8
12	7	–	7
13	2	2	4
14	5	2	7
Gesamt	34	23	57
%	59,6	40,4	100,0

Os supratalare). Bei 2 von den 50 Fällen wurde wegen Beschwerden das „abgerissene" Knochenstück operativ entfernt.

Verrenkung des Fußes unter dem Sprungbein: 1

13jähriger Knabe, kein Sport- oder Straßenverkehrsunfall. Die Einrichtung gelang konservativ.

Fersenbeinbruch: 189

Drei von den 189 Brüchen waren offen. Bei 7 Fällen wurde nach der Einrichtung eine Bohrdrahtfixation durchgeführt.

Fersenbeinabrißbruch: 39

Hier können Unregelmäßigkeiten im Abstand Calcaneusapophyse zum Corpus calcanei Anlaß zu Fehldiagnosen sein.

Verletzungen im Bereich der Fußwurzel: 230

1. Bruch: 106

2. Verrenkungsbruch: 2

13jähriger Knabe und 7jähriges Mädchen. Ein Fall davon entstand bei einem Verkehrsunfall. Die Einrichtung gelang bei beiden Fällen konservativ.

3. Verrenkung: 1

Tabelle 136. Zerreißung der tibiio-fibularen Syndesmose

Alter in Jahren	Männlich	Weiblich	Summe	Straßenverkehr	Ski	Fußball	Sonstiger Sport	Andere Ursachen
7	1	1	2	–	–	–	–	2
9	1	–	1	–	–	–	–	1
10	2	–	2	1	1	–	–	–
11	–	2	2	–	1	–	–	1
12	4	–	4	–	3	–	–	1
13	5	4	9	–	4	2	1	2
14	3	5	8	–	3	1	–	4
Gesamt	16	12	28	1	12	3	1	11
%	57,1	42,9	100,0	3,6	42,8	10,7	3,6	39,3

57,1

Tabelle 137. Sprungbeinbruch

Alter in Jahren	Männlich	Weiblich	Summe	Straßenverkehr	Ski	Fußball	Sonstiger Sport	Andere Ursachen
2	2	1	3	–	–	–	–	3
4	–	1	1	1	–	–	–	–
5	–	1	1	1	–	–	–	–
6	1	–	1	–	–	–	–	1
9	1	1	2	–	–	–	–	2
10	1	–	1	–	–	–	–	1
11	1	2	3	–	–	–	–	3
12	–	1	1	–	–	–	1	–
13	4	1	5	1	1	–	–	3
14	3	1	4	1	–	–	–	3
Gesamt	13	9	22	4	1	–	1	16
%	59,1	40,9	100,0	18,2	4,5	–	4,5	72,8

9,0

4. Teilverrenkung: 4

5. Abrißbruch: 117
Die Anzahl der Abrißbrüche im Fußwurzelbereich ist als hoch einzuschätzen. Akzessorische Knochenelemente können zu Fehldiagnosen Anlaß geben.

Verletzungen der Mittelfußknochen: 2 968

1. Bruch eines Mittelfußknochens: 1672
Von den 1 672 Brüchen (Tabelle 138) waren 16 Brüche offen (0,9%). Drei Fälle wurden nach der Reposition mit Bohrdrähten behandelt. In 2 Fällen war eine primäre Amputation notwendig. Pseudarthrosen wurden keine beobachtet.

Tabelle 138. Bruch eines Mittelfußknochens

Alter in Jahren	Männlich	Weiblich	Summe	Straßenverkehr	Ski	Fußball	Sonstiger Sport	Andere Ursachen
1	3	3	6	–	–	–	–	6
2	25	9	34	–	–	–	–	34
3	28	15	43	–	–	–	–	43
4	40	12	52	–	–	–	–	52
5	29	22	51	–	–	–	1	50
6	33	14	47	1	–	–	3	43
7	36	12	48	–	–	3	–	45
8	36	27	63	–	1	–	11	51
9	52	38	90	4	1	1	14	70
10	55	89	144	–	1	2	36	105
11	87	137	224	3	–	10	46	165
12	152	150	302	–	4	17	73	208
13	197	127	324	1	9	23	87	204
14	174	70	244	2	3	36	57	146
Gesamt	947	725	1 672	11	19	92	328	1 222
%	56,6	43,4	100,0	0,7	1,1	5,5	19,6	73,1

26,2

2. Grünholzbruch eines Mittelfußknochens: 98
Ihre Behandlung erfolgte konservativ.

3. Epiphysenlösung eines Mittelfußknochens: 471
Von den 471 Epiphysenlösungen waren 5 offen. Bei allen Epiphysenlösungen (Tabelle 139) gelang die konservative Einrichtung.

4. Abrißbruch eines Mittelfußknochens: 314
Ihre Zahl ist als zu hoch zu bezeichnen. Selbst typische Apophysen an der Basis des 5. Mittelfußknochens können in differentialdiagnostischer Hinsicht Schwierigkeiten bereiten.

5. Bruch mehrerer Mittelfußknochen: 350
Zwölf davon waren offene Brüche (3,4%). Zur Behandlung wurden in 6 Fällen Bohrdrähte, in 1 Fall Schrauben und in einem weiteren Fall Platten verwendet.

6. Verrenkungsbruch mehrerer Mittelfußknochen: 4
Von den 4 Fällen entstand 1 im Straßenverkehr, die übrigen 3 durch „andere" Ursachen. Bei allen 4 Fällen (9jähriges Mädchen, zwei 10jährige Knaben und ein 13jähriger Knabe) gelang die Einrichtung konservativ; bei 1 Fall erfolgte anschließend eine Bohrdrahtfixation.

Tabelle 139. Epiphysenlösung eines Mittelfußknochens

Alter in Jahren	Männlich	Weiblich	Summe	Straßenverkehr	Ski	Fußball	Sonstiger Sport	Andere Ursachen
2	3	5	8	–	–	–	–	8
3	9	9	18	–	–	–	2	16
4	19	4	23	–	–	–	–	23
5	16	9	25	–	–	–	1	24
6	14	6	20	–	–	1	–	20
7	14	8	22	1	1	–	2	18
8	13	3	16	–	–	–	4	12
9	20	14	34	–	–	2	5	27
10	25	32	57	2	2	1	14	38
11	30	17	47	–	–	–	11	36
12	50	21	71	2	–	6	21	42
13	59	21	80	–	3	6	21	50
14	45	5	50	–	–	11	9	30
Gesamt	317	154	471	5	6	27	90	343
%	67,3	32,7	100,0	1,1	1,3	5,7	19,1	72,8

26,1

7. *Epiphysenlösung mehrerer Mittelfußknochen: 59*
Die Einrichtung erfolgte bei allen konservativ.

Bruch im Bereich der Großzehe: 979

Bei den Brüchen im Bereich der Großzehe (Tabelle 140) kann zwischen Grund- und Endglied *nicht* unterschieden werden. Die Anzahl der offenen Brüche betrug 101 (10,3%). Von Interesse ist die Unfallursache: 356 (36,4%) der Brüche entstanden beim Sport, davon 137 (38,5%) beim Fußball.

Elfmal mußte die Großzehe primär und 6mal sekundär amputiert werden (1,7%). In 7 Fällen wurde der Bruch nach der Einrichtung mit percutan eingeführten Bohrdrähten fixiert.

Verrenkungsbruch im Bereich der Großzehe: 3

Die Behandlung erfolgte konservativ.

Verrenkung der Großzehe: 15

Es kann nicht ausgesagt werden, ob es sich um Verrenkungen der Großzehe im Grund- oder Endgelenk handelt. Die Einrichtung gelang in allen Fällen konservativ.

Tabelle 140. Bruch im Bereich der Großzehe

Alter in Jahren	Männlich	Weiblich	Summe	Straßenverkehr	Ski	Fußball	Sonstiger Sport	Andere Ursachen
1	3	–	3	–	–	–	–	3
2	8	7	15	–	–	–	–	15
3	21	15	36	–	–	–	–	36
4	12	7	19	1	–	–	–	18
5	21	5	26	–	–	–	–	26
6	16	14	30	–	–	–	–	30
7	20	27	47	1	–	–	7	39
8	37	23	60	–	–	–	9	51
9	44	28	72	2	–	4	15	51
10	40	24	64	–	–	4	14	46
11	52	41	93	–	–	15	24	54
12	85	51	136	1	–	28	42	65
13	103	55	158	–	1	29	51	77
14	164	56	220	2	1	57	55	105
Gesamt	626	353	979	7	2	137	217	616
%	63,9	36,1	100,0	0,7	0,2	14,0	22,2	62,9

36,4

Epiphysenlösung im Bereich der Großzehe: 544

Alle 544 Fälle (Tabelle 141) wurden konservativ behandelt. Bei 1 Fall war eine sekundäre Amputation der Großzehe notwendig.

Zehenbruch: 2133

Eine Differenzierung zwischen den einzelnen Zehen und Zehengliedern erfolgt im Code nicht.

Von den 2 133 Zehenbrüchen (Tabelle 142) entstanden 1 010 (47,3%) beim Sport und nur 4 durch Unfälle im Straßenverkehr.

Über die Anzahl der offenen Brüche kann nichts ausgesagt werden. Bei 26 Fällen mußten primär Zehen amputiert werden (1,2%).

Pathologische Brüche

Unter den 62 697 Brüchen wurden 145 pathologische Brüche (0,2%) in juvenilen Knochencysten beobachtet. Davon waren 111 Knaben (76,6%) und nur 34 Mädchen (23,4%) (Tabelle 143). Der Unfallhergang hat bei den pathologischen Brüchen keine Bedeutung, da diese bei jeder geringsten Belastung entstehen können. Auf die Auswertung des Unfallhergangs wurde daher bewußt verzichtet. Auffallend ist, daß der Prozentsatz Knaben zu

Tabelle 141. Epiphysenlösung im Bereich der Großzehe

Alter in Jahren	Männlich	Weiblich	Summe	Straßenverkehr	Ski	Fußball	Sonstiger Sport	Andere Ursachen
2	1	—	1	—	—	—	—	1
3	4	—	4	—	—	—	—	4
4	3	4	7	—	—	—	—	7
5	3	2	5	—	—	—	—	5
6	6	2	8	—	—	—	—	8
7	5	6	11	—	—	—	5	6
8	9	11	20	—	—	—	6	14
9	18	13	31	—	—	2	9	20
10	29	21	50	—	—	4	11	35
11	41	24	65	—	—	9	25	31
12	72	32	104	1	1	13	38	51
13	92	28	120	2	—	23	36	59
14	111	7	118	—	1	33	30	54
Gesamt	394	150	544	3	2	84	160	295
%	72,4	27,6	100,0	0,6	0,4	15,4	29,4	54,2

45,2

Tabelle 142. Zehenbruch

Alter in Jahren	Männlich	Weiblich	Summe	Straßenverkehr	Ski	Fußball	Sonstiger Sport	Andere Ursachen
1	1	—	1	—	—	—	—	—
2	8	1	9	—	—	—	—	9
3	9	6	15	—	—	—	—	15
4	2	9	11	—	—	—	—	11
5	16	8	24	—	—	—	1	23
6	12	13	25	—	—	—	—	25
7	26	11	37	1	—	1	12	23
8	45	37	82	—	—	2	19	61
9	94	55	149	—	—	5	49	95
10	137	98	235	—	—	13	85	137
11	183	135	318	—	—	23	125	170
12	232	141	373	—	—	40	160	173
13	287	147	434	1	—	64	185	184
14	277	143	420	2	—	75	151	192
Gesamt	1 329	804	2 133	4	—	223	787	1 119
%	62,3	37,7	100,0	0,2	—	10,4	36,9	52,5

47,3

Mädchen hoch ist. Weiters ist von Interesse, daß die Brüche an den oberen Anteilen der Extremitäten vor allem die Knaben betreffen, während bei den Brüchen an den unteren Anteilen der Extremitäten die Mädchen überwiegen (Tabelle 144).

Schlüsselbeinbruch: 1

13jähriges Mädchen, bei dem der Bruch und die Cyste unter konservativer Behandlung zur Ausheilung kamen.

Bruch im Bereich des oberen Oberarmendes: 14

Von den 14 Fällen (Tabelle 145) wurden 13 konservativ behandelt, bei 1 Fall erfolgte primär die Auffüllung der Cyste mit Spongiosa. Bei den 13 konservativ behandelten Fällen kam es 12mal zur Heilung des Bruchs und Ausheilung der Cyste. In 1 Fall mußte die Cyste sekundär operiert werden.

Oberarmschaftbruch: 67

Von den 67 pathologischen Brüchen im Bereich des Oberarmschafts (Tabelle 146) wurde in 4 Fällen die Cyste primär mit Knochenspänen und Spongiosa aufgefüllt. 63 Fälle wurden konservativ behandelt. Bei 10 (15,8%) von den 63 konservativ behandelten Fällen kam es wohl zur Heilung des Bruchs in normaler Zeit, nicht jedoch in der Folgezeit zum Ausheilen der Knochencyste, so daß ein operatives Vorgehen notwendig wurde.

Tabelle 143. Alters- und Geschlechtsverteilung von 145 pathologischen Brüchen

Alter in Jahren	Männlich	Weiblich	Summe
3	1	–	1
4	2	–	2
5	4	1	5
6	9	1	10
7	6	3	9
8	10	4	14
9	8	3	11
10	19	2	21
11	12	5	17
12	13	2	15
13	16	8	24
14	11	5	16
Gesamt	111	34	145
%	76,6	23,4	100,0

Tabelle 144. Lokalisation der pathologischen Brüche

Lokalisation	Anzahl
Schlüsselbein	1
Oberes Oberarmende	14
Oberarmschaft	67
Ellenschaft	2
Speichenschaft	3
Handkahnbein	1
Mittelhandknochen	6
Finger	4
Pertrochanterer Oberschenkel	6
Subtrochanterer Oberschenkel	7
Oberschenkelschaft	9
Supracondylärer Oberschenkel	6
Schienbein	13
Wadenbein	2
Mittelfuß	2
Zehen	2
Gesamt	145

Tabelle 145. Pathologische Brüche am oberen Oberarmende

Alter in Jahren	Männlich	Weiblich	Summe
5	1	–	1
6	1	–	1
7	1	–	1
8	2	–	2
9	1	–	1
10	1	–	1
11	2	1	3
12	–	1	1
13	3	–	3
Gesamt	12	2	14
%	85,7	14,3	100,0

Ellenschaftbruch: 2

Speichenschaftbruch: 3

Die Brüche heilten unter konservativer Behandlung.

Handkahnbeinbruch: 1

14jähriges Mädchen. Der Bruch wurde operativ mit einem Corticalisspan versorgt.

Mittelhandknochenbruch: 6

Die Brüche kamen 5mal bei Mädchen und nur 1mal bei Knaben vor. In 5 Fällen wurde konservativ und in 1 Fall operativ vorgegangen.

Fingerbruch: 4

Wie bei den Mittelhandknochen waren die Mädchen gegenüber den Knaben 3 : 1 in der Überzahl. Bei 3 Fällen erfolgte die Heilung unter konservativer Behandlung, in 1 Fall wurde operativ vorgegangen.

Pertrochanterer Oberschenkelbruch: 6

Alle 6 pathologischen pertrochanteren Oberschenkelbrüche kamen bei Knaben zwischen dem 10.–13. Lebensjahr vor. Die Behandlung war bei 5 Fällen primär konservativ, wobei bei 2 Fällen die Cyste sekundär operativ behandelt werden mußte.

Subtrochanterer Oberschenkelbruch: 7

Wie bei den pertrochanteren Brüchen sind bei den subtrochanteren nur Knaben betroffen. Bei 3 Fällen wurde konservativ die Heilung des Bruchs und der Cyste erzielt, bei 4 Fällen wurde die Cyste primär operativ versorgt.

Oberschenkelschaftbruch: 9

Sechsmal erlitten Knaben und 3mal Mädchen eine pathologische Fraktur im Bereich des Oberschenkelschafts. Bei 8 von den 9 Fällen war die konservative Behandlung erfolgreich. Bei 1 Fall wurde die Cyste primär operativ versorgt.

Supracondylärer Oberschenkelbruch: 6

Diese Verletzung betraf 4 Knaben und 2 Mädchen. Fünf Fälle wurden konservativ und 1 Fall primär operativ behandelt.

Schienbeinbruch: 13

Die Behandlung war bei allen Fällen (Tabelle 147) primär konservativ. Bei 2 Fällen kam es nicht zur Ausheilung der Cyste, so daß sekundär operiert werden mußte.

Tabelle 146. Alters- und Geschlechtsverteilung der pathologischen Oberarmschaftbrüche

Alter in Jahren	Männlich	Weiblich	Summe
3	1	—	1
5	2	—	2
6	5	—	5
7	5	—	5
8	6	1	7
9	6	—	6
10	11	1	12
11	8	1	9
12	10	—	10
13	4	1	5
14	5	—	5
Gesamt	63	4	67
%	94,0	6,0	100,0

Tabelle 147. Pathologische Schienbeinbrüche

Alter in Jahren	Männlich	Weiblich	Summe
5	1	—	1
8	—	2	2
9	1	1	2
10	3	1	4
11	—	1	1
12	—	1	1
13	—	1	1
14	1	—	1
Gesamt	6	7	13

Wadenbeinbruch: 2

Diese 2 Fälle wurden primär konservativ behandelt (1 Knabe und 1 Mädchen). Bei 1 Fall war die sekundäre Operation der Cyste erforderlich.

Mittelfußbruch: 2

Beide Brüche fanden sich bei Mädchen. Die Brüche und Cysten kamen unter konservativer Behandlung zur Heilung.

Zehenbruch: 2

Die Ausheilung erfolgte bei beiden Fällen (10jähriger Knabe und 13jähriges Mädchen) unter konservativer Behandlung.

Verletzungen des Zentralnervensystems und peripherer Nerven

Gehirnerschütterung: 1 437

Die relativ geringe Anzahl von Gehirnerschütterungen ist dadurch zu erklären, daß hier nur die Fälle aufgezeigt werden, bei denen eine Commotio cerebri allein vorlag, ohne sonstige Verletzungen im Bereich des Schädels.

Die Hauptunfallursache ist der Straßenverkehr mit 522 Fällen (36,3%). Der Sport spielt bei dieser Verletzungsart mit 104 Fällen (7,2%) eine untergeordnete Rolle (Tabelle 148).

Bei der Commotio cerebri ist vor allem die Dauer des stationären Aufenthaltes von Interesse, der im Durchschnitt nur 2 Tage beträgt (Tabelle 149). Damit erscheint die Theorie der längeren strengen Bettruhe als Behandlung bei dieser Verletzungsart widerlegt.

Tabelle 148. Gehirnerschütterung

Alter in Jahren	Männlich	Weiblich	Straßen-verkehr	Sport	Andere Ursachen	Summe
00−04	100	56	42	−	114	156
05−09	419	165	223	21	430	584
10−14	495	202	257	83	357	597
Gesamt	1 014	423	522	104	811	1 437
%	70,5	29,5	36,3	7,3	56,4	100,0

Contusio cerebri: 246

Von den 246 Fällen mit einer Contusio cerebri entstanden 187 (76,0%) beim Straßenverkehr, 4 beim Sport, jedoch keiner beim Fußball und 55 durch „andere" Ursachen (Tabelle 150). Bei 18 von den 246 Verletzten wurde eine Schädeltrepanation durchgeführt (7,3%). Von den 264 Verletzten verstarben 64 (26,9%) (s.S. 126).

Haematoma subdurale: 12

Von den 12 subduralen Hämatomen entstanden 8 durch den Straßenverkehr und keines beim Sport (Tabelle 151).

Jeder der Verletzten hatte Nebenverletzungen; bis zu 5. Acht von den 12 Verletzten verstarben, davon allein 6 von den Straßenverkehrsunfällen.

Tabelle 149. Behandlungsdauer

Jahre	Anzahl der Fälle	Gesamt Tage stationär	Ø Tage stationär	Gesamt Tage ambulant	Ø Tage ambulant
1966	77	178	2,3	3 652	47,4
1967	100	140	1,4	12 632	126,3
1968	90	186	2,0	212	2,3
1969	59	142	2,4	189	3,2
1970	55	168	3,0	195	3,5
1971	132	400	3,0	529	4,0
1972	138	275	2,0	856	6,2
1973	151	293	1,9	638	4,2
1974	172	325	1,9	627	3,6
1975	227	391	1,7	1 060	4,7
1976	236	407	1,7	1 759	7,4
Gesamt	1 437	2 905	2,0	22 349	15,5

Tabelle 150. Contusio cerebri

Alter in Jahren	Männlich	Weiblich	Summe	Straßenverkehr	Ski	Fußball	Sonstiger Sport	Andere Ursachen
1	1	—	1	1	—	—	—	—
2	5	4	9	5	—	—	—	4
3	9	11	20	12	—	—	—	8
4	9	3	12	9	—	—	—	3
5	11	5	16	11	—	—	—	5
6	9	8	17	11	—	—	—	6
7	13	6	19	17	—	—	—	2
8	14	5	19	17	—	—	—	2
9	9	1	10	10	—	—	—	—
10	20	13	33	29	—	—	—	4
11	18	2	20	12	—	—	2	6
12	14	6	20	14	—	—	—	6
13	22	6	28	21	—	—	—	7
14	19	3	22	18	1	—	1	2
Gesamt	173	73	246	187	1	—	3	55
%	70,3	29,7	100,0	76,0	0,4	—	1,2	22,4

1,6

Haematoma epidurale: 12

Der Straßenverkehr ist als Unfallursache mit 6 Fällen (50%) führend (Tabelle 152). Kein epidurales Hämatom entstand beim Sport.

112

Tabelle 151. Haematoma subdurale

Alter in Jahren	Männlich	Weiblich	Summe	Unfallursache Straßenverkehr
3	1	–	1	–
4	1	–	1	1
5	1	–	1	1
6	1	–	1	1
7	2	1	3	3
8	1	–	1	–
10	–	1	1	–
12	3	–	3	2
Gesamt	10	2	12	8
%	83,3	16,7	100,0	66,7

Tabelle 152. Haematoma epidurale

Alter in Jahren	Männlich	Weiblich	Summe	Unfallursache Straßenverkehr
8	2	–	2	–
9	–	1	1	1
10	–	1	1	1
11	1	–	1	1
12	1	–	1	–
13	4	–	4	2
14	2	–	2	1
Gesamt	10	2	12	6
%	83,3	16,7	100,0	50,0

Verletzungen des Rückenmarks: 10

Bei den 209 Verletzungen im Bereich der Wirbelsäule kam es in 10 Fällen zu einer gleichzeitigen Verletzung des Rückenmarks (4,78%) (Tabelle 153). Ein 7jähriger Knabe mit schweren Nebenverletzungen verstarb.

Verletzungen peripherer Nerven: 748

In den Tabellen 154 und 155 sind sämtliche Verletzungen peripherer Nerven zusammengefaßt, unabhängig von der Lokalisation. Als Unfallursache spielen Sport und Straßenverkehr keine besondere Rolle.

Von den 748 Nervenverletzungen wurden 305 (40,8%) operativ mit einer Nervennaht versorgt (Tabelle 156). Die meisten Nervennähte wurden an den oberen Extremitäten aus-

Tabelle 153. Verletzungen des Rückenmarks

Fall	Alter in Jahren	Geschlecht	Unfallursachen	Höhe der Verletzung
1	7	M	Andere	3.–7. Halswirbel
2	9	M	Andere	1.–5. Lendenwirbel
3	11	M	Straßenverkehr	3.–7. Halswirbel
4	11	W	Sonstiger Sport	1.–9. Brustwirbel
5	12	M	Ski	Dens axis
6	12	M	Andere	3.–7. Halswirbel
7	13	W	Andere	1.–5. Lendenwirbel
8	13	M	Andere	1.–5. Lendenwirbel
9	14	W	Sonstiger Sport	1.–9. Brustwirbel
10	14	M	Andere	1.–9. Brustwirbel

Tabelle 154. Läsion peripherer Nerven

Alter in Jahren	Männlich	Weiblich	Summe	Straßenverkehr	Ski	Fußball	Sonstiger Sport	Andere Ursachen
1	2	–	2	–	–	–	–	2
2	3	3	6	1	–	–	–	5
3	3	3	6	1	–	–	–	5
4	13	7	20	1	–	–	–	19
5	14	17	31	2	–	–	–	29
6	29	14	43	4	–	–	2	37
7	34	16	50	–	–	–	1	49
8	34	16	50	1	–	1	3	45
9	26	13	39	2	1	–	3	33
10	30	9	39	2	1	–	1	35
11	43	13	56	5	5	1	4	41
12	32	11	43	2	1	1	4	35
13	38	15	53	2	3	2	4	42
14	33	13	46	5	6	1	4	30
Gesamt	334	150	484	28	17	6	26	407
%	69,0	31,0	100,0	5,8	3,5	1,2	5,4	84,1

10,1

geführt und hier wieder an den 3gliedrigen Fingern. Gleichzeitig mit der Versorgung des Nerven wurden bei 108 Fällen (35,4%) durchtrennte Sehnen mitversorgt.

Die Schnittverletzung mit 224 Fällen (29,9%) steht an 1. Stelle, gefolgt von 76 Riß-Quetsch-Wunden (10,2%), während die Stichverletzungen nur 0,7% ausmachen.

Tabelle 155. Durchtrennung peripherer Nerven

Alter in Jahren	Männlich	Weiblich	Summe	Straßenverkehr	Ski	Fußball	Sonstiger Sport	Andere Ursachen
1	1	1	2	–	–	–	–	2
2	3	3	6	–	–	–	–	7
3	4	4	8	–	–	–	–	8
4	12	3	15	–	–	–	–	15
5	7	2	9	–	–	–	–	9
6	6	6	12	–	–	–	–	12
7	10	5	15	–	–	–	–	15
8	22	6	28	–	1	–	–	27
9	19	7	26	–	–	–	–	26
10	16	5	21	–	–	–	2	19
11	18	6	24	–	–	–	1	23
12	15	8	23	–	–	–	–	23
13	28	9	37	1	–	–	1	35
14	32	5	37	1	–	1	1	34
Gesamt	193	71	264	2	1	1	5	255
%	73,1	26,9	100,0	0,7	0,4	0,4	1,9	96,6

2,7

Tabelle 156. Lokalisation der Nervennähte

Lokalisation	Anzahl
Oberarm	4
Ellbogen	5
Unterarm	26
Handgelenk	43
Handrücken	3
Hohlhand	44
3gliedrige Finger	132
Daumen	33
Oberschenkel	1
Unterschenkel	7
Fuß	3
Großzehe	4
Gesamt	305

Meniscus-, Band- und Sehenverletzungen

Meniscusverletzungen des Kniegelenks: 125

Unter den 125 Meniscusverletzungen waren 72 Mädchen (57,6%) und 53 Knaben (42,4%) (Tabelle 157).

Erst mit dem Jahr 1971 erfolgte in der Statistik eine Trennung zwischen der Verletzung des medialen und der des lateralen Meniscus.

Bei den 81 Meniscusverletzungen der Jahre 1971–1976 fanden sich 59 Verletzungen des inneren (72,8%) und 22 (27,2%) des äußeren Meniscus (Tabelle 158 und 159).

Bei 38 von den 125 Fällen mit der klinischen Diagnose einer Meniscusverletzung wurde eine *Operation* durchgeführt (30,4%). Bei 29 Fällen wurde eine Verletzung des Meniscus gefunden, bei 9 Fällen wurde die klinisch gestellte Diagnose einer Meniscusverletzung bei der Operation *nicht* bestätigt (*23,7%*). Beachte die hohe Fehlerquote!

Verletzung des inneren Knieseitenbands: 1 884

Im Code wird zwischen Zerrung und Zerreißung nicht unterschieden. Die meisten Verletzungen des inneren Knieseitenbands entstanden beim Skifahren (87,7%). Nur bei 3 Fällen war der Straßenverkehr Unfallursache (Tabelle 160).

Von den 1 884 Fällen wurden 10 operativ und alle übrigen konservativ behandelt.

Tabelle 157. Meniscusverletzungen (innerer und äußerer 1966–1976)

Alter in Jahren	Männlich	Weiblich	Summe
00–04	1	–	1
05–09	4	8	12
10–14	48	64	112
Gesamt	53	72	125
%	42,4	57,6	100,0

Tabelle 158. Verletzung des inneren Meniscus (1971–1976)

Alter in Jahren	Männlich	Weiblich	Summe
00–04	–	–	
05–09	2	3	5
10–14	23	31	54
Gesamt	25	34	59
%	42,4	57,6	100,0

Tabelle 159. Verletzungen des äußeren Meniscus (1971–1976)

Alter in Jahren	Männlich	Weiblich	Summe
00–04	–	–	–
05–09	–	4	4
10–14	8	10	18
Gesamt	8	14	22
%	36,4	63,6	100,0

Verletzung des äußeren Knieseitenbands: 40

Genau wie bei den Erwachsenen ist eine Verletzung des äußeren Knieseitenbands bedeutend seltener als die des inneren. Auch hier entstanden die meisten Verletzungen beim Skifahren (67,5%) und keine einzige durch den Straßenverkehr (Tabelle 161).
Die Behandlung war bei allen 40 Fällen konservativ.

Verletzung der Kreuzbänder des Kniegelenks: 15

Bei 3 von den 15 Fällen wurde eine Bandplastik gemacht, die restlichen 12 Fälle wurden konservativ behandelt.

Subluxatio tali supinatoria: 531

Von den 531 Fällen (Tabelle 162) wurden 512 (96,4%) konservativ behandelt. Bei 19 erfolgte eine Bandnaht.

Achillessehnendurchtrennung und -teildurchtrennung: 60

Von den 60 Achillessehnenverletzungen waren 22 offene Verletzungen (36,7%). Ob es sich bei den restlichen 38 Fällen um echte Risse oder nur um Einrisse handelt, kann nicht ausgesagt werden.
Bei 32 Fällen wurde die Sehne genäht (53,3%).

Verletzungen der Bänder am Daumengrundgelenk: 143

Im Code wird zwischen Zerrung und Zerreißung nicht unterschieden. In 97 Fällen war der ulnare Bandapparat (67,8%) und in 46 der radiale betroffen (32,2%). Bei 10 Fällen wurde eine Naht oder Bandplastik ausgeführt.

Tabelle 160. Verletzung des inneren Knieseitenbands

Alter in Jahren	Männlich	Weiblich	Summe	Straßenverkehr	Ski	Fußball	Sonstiger Sport	Andere Ursachen
4	3	4	7	–	6	–	–	1
5	23	10	33	–	31	–	–	2
6	72	33	105	–	102	–	–	3
7	107	47	154	–	145	–	–	9
8	150	71	221	–	199	–	5	17
9	141	52	193	–	180	–	1	12
10	142	78	220	–	193	–	4	23
11	136	74	210	–	190	2	5	13
12	129	91	220	1	193	5	6	15
13	132	128	260	1	227	1	7	24
14	126	135	261	1	187	14	18	41
Gesamt	1 161	723	1 884	3	1 653	22	46	160
%	61,6	38,4	100,0	0,1	87,7	1,2	2,4	8,6
							91,3	

Tabelle 161. Verletzung des äußeren Knieseitenbands

Alter in Jahren	Männlich	Weiblich	Summe	Ski	Fußball	Sonstiger Sport
5	1	–	1	–	–	–
8	2	–	2	2	–	–
11	3	1	4	–	1	–
12	2	5	7	5	–	–
13	9	8	17	14	–	1
14	6	3	9	6	–	–
Gesamt	23	17	40	27	1	1
%	57,5	42,5	100,0	67,5	2,5	2,5
					72,5	

Streck- und Beugesehenenverletzung der Finger: 953

Bei den 953 Streck- und Beugesehnenverletzungen der Finger (Tabelle 163) wurde bei 764 Fällen (80,2%) eine Sehnennaht durchgeführt (Tabelle 164).

Die Sehnenverletzungen der Finger beim Skifahren kommen durch die Stahlkanten der Skier zustande.

Tabelle 162. Subluxatio tali supinatoria

Alter in Jahren	Männlich	Weiblich	Summe	Straßenverkehr	Ski	Fußball	Sonstiger Sport	Andere Ursachen
3	–	1	1	–	–	–	–	1
4	–	1	1	–	–	–	–	1
5	1	3	4	–	–	–	–	4
6	–	7	7	–	1	–	–	6
7	9	4	13	–	–	–	–	13
8	12	12	24	–	2	–	1	21
9	18	7	25	–	1	–	1	23
10	18	19	37	–	3	–	–	34
11	23	25	48	–	3	1	4	40
12	29	38	67	–	6	1	9	51
13	41	89	130	2	6	6	26	90
14	74	100	174	2	13	16	29	114
Gesamt	225	306	531	4	35	24	70	398
%	42,4	57,6	100,0	0,7	7,0	4,5	13,2	74,9

24,7

Tabelle 163. Verletzung der Streck- und Beugesehne der Finger

Alter in Jahren	Männlich	Weiblich	Summe	Straßenverkehr	Ski	Fußball	Sonstiger Sport	Andere Ursachen
1	5	3	8	–	–	–	–	8
2	22	7	29	–	–	–	–	29
3	26	16	42	–	–	–	–	42
4	29	13	42	1	–	–	–	41
5	29	22	51	1	–	–	1	49
6	42	20	62	–	1	–	2	59
7	52	18	70	–	–	–	3	67
8	49	18	67	2	–	–	5	60
9	67	23	90	–	2	3	2	83
10	61	15	76	–	1	3	9	63
11	60	18	78	–	1	5	7	65
12	62	32	94	2	2	2	13	75
13	83	41	124	–	3	2	21	88
14	91	29	120	1	5	3	20	91
Gesamt	678	275	953	7	15	18	83	830
%	71,1	28,9	100,0	0,7	1,6	1,9	8,7	87,1

12,2

Tabelle 164. Sehnennähte im Bereich der Finger

	Rechts	Links	Summe	%
Strecksehne	202	254	456	59,7
Beugesehne	154	154	308	40,3
Gesamt	356	408	764	100,0
%	46,6	53,4	100,0	

Bauch und Urogenitaltrakt

Verletzung des Zwerchfells: 1

Der einzige zur Beobachtung gekommene Fall war ein 13jähriger Knabe, der im Straßenverkehr verletzt wurde und noch 8 Nebenverletzungen hatte. Er verstarb innerhalb weniger Stunden nach der Einlieferung (s.S. 128).

Magenverletzungen wurden keine beobachtet.

Dünn- und Dickdarmverletzungen: 16

Im Code wird zwischen der Verletzung des Dünndarms und der des Dickdarms nicht unterschieden. Nach der Dauer der ausgewiesenen stationären Aufenthalte dürfte es sich aller Wahrscheinlichkeit nach um Dünndarmverletzungen handeln.

Von den 16 Verletzungen entstanden 6 beim Straßenverkehr, 1 beim Skifahren und 9 aus verschiedenen Ursachen. Auffallend hoch ist der Anteil der Knaben mit 12 Fällen (75,0%) gegenüber der Mädchen mit nur 25% (Tabelle 165).

Von den 16 Verletzten hatten 6 keine Nebenverletzungen und 10 Fälle bis zu sechs. Die Arten der Nebenverletzungen sind so different, daß sie keine diagnostische Bedeutung haben.

Leberverletzung: 21

Die meisten Leberverletzungen finden sich bei polytraumatisierten Kindern (16 Fälle = 76,2%). Nur bei 5 Fällen bestand eine isolierte Verletzung der Leber. Bei den polytraumatisierten Kindern wurden bis zu 7 Nebenverletzungen nachgewiesen.

Dreizehn Leberverletzungen (61,9%) entstanden durch Straßenverkehrsunfälle, die übrigen 8 durch andere Ursachen, jedoch keine einzige durch den Sport.

Das Durchschnittsalter aller 21 Fälle betrug 8,4 Jahre, wobei zwischen den beiden Geschlechtern kein signifikanter Unterschied nachzuweisen ist (Tabelle 166).

Bei 20 von den 21 Fällen bestand ein Riß der Leber, bei 1 Fall eine Leberprellung. Die Leberverletzung wurde 18mal operativ behandelt. Bei 2 von den 3 Todesfällen (6 und

Tabelle 165. Dünn- und Dickdarmverletzungen

Alter in Jahren	Männlich	Weiblich	Summe	Unfallursachen Straßenverkehr	Ski	Andere Ursachen
5	1	1	2	1	—	1
6	1	—	1	1	—	—
7	2	2	4	1	—	3
8	2	1	3	2	—	1
9	1	—	1	—	—	1
10	1	—	1	—	—	1
12	2	—	2	—	—	2
13	1	—	1	1	—	—
14	1	—	1	—	1	—
Gesamt	12	4	16	6	1	9
%	75,0	25,0	100,0	37,5	6,3	56,2

Tabelle 166. Leberverletzung

Alter in Jahren	Männlich	Weiblich	Summe
00—04	1	—	1
05—09	5	7	12
10—14	5	3	8
Gesamt	11	10	21
%	52,4	47,6	100,0

7 Nebenverletzungen) wurde die Leberverletzung nicht versorgt, da der Tod innerhalb der ersten Stunden nach der Einlieferung in die Klinik eintrat.

Milzverletzung: 44

65,9% (29 Fälle) der Milzverletzungen entstanden durch Unfälle im Straßenverkehr, 1 beim Fußball und 14 durch andere Ursachen. Besonders gefährdet waren die 5—8jährigen (Tabelle 167), vor allem durch den Straßenverkehr, während bei den 1- und 2jährigen keine Milzverletzung zur Beobachtung kam.

Die Behandlung bestand in der Milzexstirpation.

Bei einem 9- und bei einem 14jährigen fand sich eine zweizeitige Milzruptur nach 2, bzw. nach 7 Tagen. 15 Fälle hatten keine Nebenverletzungen, die übrigen 29 bis zu acht.

An 1. Stelle bei den Nebenverletzungen stehen die Rippenbrüche mit 11 Fällen (37,9%), von denen 8 bei Verkehrsunfällen entstanden sind. Die anderen Nebenverletzungen zeigen keine signifikkanten Hinweis auf eine Milzverletzung.

Von den 44 Verletzten verstarben 4 Polytraumatisierte.

Tabelle 167. Milzverletzung

Alter in Jahren	Männlich	Weiblich	Summe	Davon Unfallursache Straßenverkehr
3	1	1	2	2
4	1	1	2	1
5	7	1	8	7
6	1	1	2	2
7	4	4	8	5
8	5	1	6	4
9	1	1	2	2
10	2	1	3	2
11	–	2	2	–
12	3	1	4	1
13	1	1	2	2
14	3	–	3	1
Gesamt	29	15	44	29
%	65,9	34,1	100,0	65,9

Verletzung der Nieren: 17

Von diesen Verletzungen entstanden 9, das sind 52,9% im Straßenverkehr, 3 beim Sport und zwar 2 beim Skifahren und 1 beim Fußball. Diese Verletzung erlitten 13 Knaben und 4 Mädchen. Die jüngste Verletzte war 2 Jahre alt (Tabelle 168).

Vierzehn von den 17 Nierenverletzungen hatten bis zu 6 Nebenverletzungen, wobei bei 4 gleichzeitig eine Zerreißung der Milz bestand.

Von den 17 Nierenverletzungen wurden 11 primär operiert, eine relativ hohe Anzahl. Auffallenderweise wurden 8 der Primäroperationen in 2 Kliniken dann durchgeführt, wenn ein bestimmter Unfallchirurg gerade zu dieser Zeit Chefarzt war.

Ein 6jähriger Knabe mit 6 Nebenverletzungen verstarb in den ersten Stunden nach der Einlieferung in die Klinik.

Harnblasen- und Harnröhrenverletzung: 7

Vier Verletzungen betrafen die Harnblase und 3 die Harnröhre. Durch den Straßenverkehr entstanden 5 Verletzungen und 2 durch andere Ursachen (keine beim Sport).

Das durchschnittliche Alter betrug 9,8 Jahre. Alle 7 Verletzten waren Knaben. Als Begleitverletzungen – bis 4 – fanden sich bei 6 Fällen Brüche im Bereich des Beckens, vor allem der Sitz- und Schambeingegend.

Bei dem 1 Fall ohne knöcherne Begleitverletzung bestand nur ein oberflächlicher Einriß der Harnröhre im Bereich des Orificiums externum. Die Behandlung der 2 weiteren Harnröhrenverletzungen war ebenfalls konservativ, d.h. sie wurden mittels liegendem Katheter behandelt.

Alle 4 Harnblasenrisse wurden operativ durch Naht versorgt.

Tabelle 168. Verletzung der Nieren

Alter in Jahren	Männlich	Weiblich	Summe	Unfallursachen Straßenverkehr	Sport	Andere Ursachen
2	–	1	1	1	–	–
5	–	2	2	–	–	2
6	2	–	2	2	–	–
7	4	1	5	4	–	1
9	1	–	1	–	–	1
12	3	–	3	2	–	1
14	3	–	3	–	3	–
Gesamt	13	4	17	9	3	5
%	76,5	23,5	100,0	52,9	17,7	29,4

Traumatische Amputation: 317

Bei den 263 177 Kinderunfällen fanden sich 317 Fälle von traumatischen Amputationen oder solchen, bei denen primär eine Amputation durchgeführt werden mußte. Von den 317 Amputationen (Tabelle 169) entfallen allein auf Daumen und Langfinger 266 (83,9%).

Die Unfallursache war nur in 3 Fällen der Sport, und zwar Amputation eines Langfingers bei einem 7-, 12- und 13jährigen Knaben. Der Straßenverkehr ist mit 2 Fällen vertreten, allerdings mit für die Betroffenen gravierenden Amputationen, nämlich mit einer im Oberarmschaft bei einem 5jährigen und einer des Unterschenkelschafts bei einem 11jährigen Knaben.

Tabelle 169. Traumatische Amputation

Bereich der Amputation	Männlich	Weiblich	Summe
Daumen	18	2	20
1 Langfinger	154	52	206
2 Langfinger	21	3	24
3 Langfinger	6	5	11
4 Langfinger	4	1	5
1. Mittelhandknochen	2	–	2
2.–5. Mittelhandknochenbereich	2	2	4
Handwurzel	1	–	1
Oberarmschaft	2	–	2
Großzehe	8	3	11
1 Zehe	12	6	18
2–5 Zehen gleichzeitig	7	1	8
1 Mittelfußknochen	2	–	2
Unterschenkelschaft	3	–	3
Gesamt	242	75	317
%	76,3	23,4	100,0

Obere Extremität

1. Daumen: 20

Der Altersdurchschnitt bei den traumatischen Daumenamputationen beträgt 9,9 Jahre. Vor allem waren Knaben mit 18 Fällen beteiligt (Tabelle 170).

2. Ein 3gliedriger Finger: 206

Das Durchschnittsalter der Fälle mit der traumatischen Amputation eines 3gliedrigen Fingers beträgt 7,7 Jahre (Tabelle 171). Von Interesse ist, daß die meisten Amputationen eines 3gliedrigen Fingers bei den 3- und 14jährigen vorkommen. Dies kann so erklärt

Tabelle 170. Daumenamputation

Alter in Jahren	Männlich	Weiblich	Summe
3	–	1	1
6	2	1	3
7	2	–	2
8	2	–	2
9	1	–	1
10	2	–	2
12	3	–	3
13	1	–	1
14	5	–	5
Gesamt	18	2	20
%	90,0	10,0	100,0

Tabelle 171. Amputation eines 3gliedrigen Fingers

Alter in Jahren	Männlich	Weiblich	Summe
1	4	2	6
2	13	6	19
3	13	8	21
4	12	4	16
5	9	5	14
6	10	4	14
7	8	3	11
8	11	2	13
9	9	6	15
10	7	4	11
11	13	–	13
12	13	3	16
13	15	1	16
14	17	4	21
Gesamt	154	52	206
%	74,8	25,2	100,0

werden, daß bei den Kleinkindern bei mangelnder Aufsicht die Neugierde und das Unwissen um Gefahren zu dieser hohen Amputationsrate führen, bei den 14jährigen das erwachende Interesse für technische Basteleien und Maschinen, wobei auch sie die Gefährlichkeit dieser noch nicht richtig einschätzen können.

Todesfälle: 94

Von 1966—1976 erlitten in ganz Österreich 4 961 00—14jährige den Tod durch einen Unfall. Bei dieser Aufstellung erfolgte von zentraler statistischer Stelle *keine* Trennung mehr in Verletzte, die tot am Platz verblieben und in solche, die erst im Krankenhaus verstarben. Auch auf sekundären statistischen Umwegen gelingt eine solche Differenzierung nicht. *Ebenso kann aus dem Anteil der tödlich verlaufenden kindlichen Unfälle in den Arbeitsunfallkrankenhäusern (AUKH) kein Rückschluß* auf die ebenfalls nicht zentral erfaßte Gesamtzahl in Österreich *gezogen werden.*

Für die Behandlung von Unfällen bei Kindern werden die allgemeinen öffentlichen Krankenanstalten jeder Art aus verkehrstechnischen, zum Teil aber auch aus administrativen Gründen bevorzugt, so daß zum Beispiel die nicht seltenen Todesfälle nach Verbrennung oder allen Formen der gewaltsamen Asphyxie in den AUKH sehr wenig vertreten sind.

In den AUKH wurden von 1966—1976 1 736 355 Erwachsene und 263 166 Kinder von 00—14 Jahren behandelt. Bei den Kindern verstarben 94 (0,035%) und bei den Erwachsenen 3 445 (0,198%). Unsere 94 Todesfälle, nur 1,89% der eingangs erwähnten Anzahl aller unfalltoten Kinder, sind ein *zufälliges* Kollektiv, das im Rahmen des Gesamtgeschehens mehr die Rolle eines Symptoms spielt.

Doch diese 94 Verstorbenen liefern eine Fülle von Informationen, die für die praktizierende Traumatologie — mehr noch für kommende Schwerstverletzte — schon dadurch aufschlußreich bzw. nützlich sind, weil in der gewählten Form der Darstellung u.a. zum Teil erstmaliges Zahlenmaterial gebracht wird.

Die Behandlung tritt insofern in den Hintergrund, als daß wohl wie im Code ersichtlich alle ihre Elemente vorhanden sind, aber das Fehlen der Uhrzeit, des eigentlichen Op-Berichts, der Kommentare auf den Fiebertafeln und besonders das Fehlen des Autopsiebefundes, der ja überhaupt nicht codiert und EDV-mäßig gespeichert wird, den Aufbau einer entsprechenden Kausalitätskette von Diagnose, Behandlung und Ausgang allein aus EDV-Informationen zu einer utopischen Aufgabe machen würde.

Das Hauptgewicht liegt daher auf dem statistisch-deskriptiven Bereich mit dem Bestreben Zahlen zu bringen, die sonst nirgend oder fast nirgends zu bekommen sind.

Bei den von 1965—1975 zur Beobachtung gekommenen 263 166 Kinderunfällen von 00—14 Jahre sind zu 62% Knaben und zu 38% Mädchen beteiligt. Bei den 94 Todesfällen beträgt der männliche Anteil 72,3% und der weibliche 27,7%. Nur bei den 6jährigen steigt der weibliche Anteil auf 40% an, ebenso bei den 10jährigen und sinkt bei den 14jährigen auf 7,7% (Abb. 5).

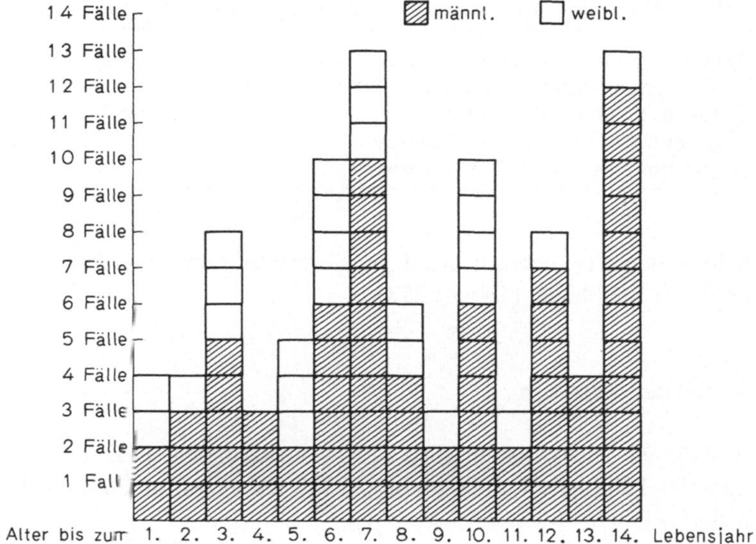

Abb. 5. Altersaufteilung der 94 Todesfälle

Die hohe Anzahl der Toten bei den 6- und 7jährigen ist wohl auf den noch ungewohnten Schulweg und bei den 14jährigen auf die zunehmende Motilität zurückzuführen.

Unfallursachen

70% der Todesfälle entstanden im motorisierten Straßenverkehr, durch „andere Ursachen" — vorzugsweise im häuslichen Bereich — 22%. Zum Vergleich: Im Gesamtverletzungsgut der 00—14jährigen nimmt der motorisierte Verkehr nur 2% und der Unfall durch „andere" Ursachen 75% ein.

Todeszeitpunkt

Bei 60% trat der Tod während der ersten 2 Tage im Krankenhaus ein, wobei bei 55% vermerkt ist: „In den ersten Stunden nach der Einlieferung verstorben", was datumsmäßig durchaus einen Krankenhausaufenthalt von 2 Tagen in sich bergen kann. Bei 21% trat der Tod vom 3.—5. Tage ein, die übrigen 19% weisen zum Teil lange Behandlungszeiten bis zu 121 Tagen auf.

Ist bei der Entstehung des Unfalls der motorisierte Straßenverkehr mit 70%, der Todeszeitpunkt: „In den ersten Stunden nach der Einlieferung verstorben" mit 55% beteiligt, so findet sich als 3. Zahlendominante in der Kette des tödlich verlaufenden Unfalls das schwere Schädel-Hirn-Trauma (SHT) mit 85% bei den Todesfällen (Tabelle 172).

Daß vorwiegend Schädel-Hirn-Traumen die Todesursache sind, bedarf weiter keiner Erklärung. Beim Kind muß überdies darauf hingewiesen werden, daß der Schädel im Ver-

Tabelle 172. Signifikante Faktoren der kindlichen Todesfälle

Entstehung im motorisierten Straßenverkehr	70%
In den ersten Stunden nach Einlieferung verstorben	55%
Schweres Schädel-Hirn-Trauma	85%
Polytrauma mit mehr als 2 Diagnosen	56%
Polytrauma mit mehr als 5 Diagnosen	14%

hältnis zum Erwachsenen einen physikalischen Schwerpunkt mit gewichtsmäßig weit erhöhtem Anteil bildet (Tabelle 173).

Anzahl der Diagnosen

Auf die 94 Todesfälle entfallen 315 traumatologische Diagnosen (im Durchschnitt 3,35). 22% der Fälle hatten 1 Diagnose, 19% 2 Diagnosen und 59% mehr als 2 Diagnosen (Tabelle 174).

Im gesamten Verletzungsgut der AUKH 1966–1976 beträgt das Verhältnis bei den 00–99jährigen, Sterbefälle und Überlebende, 92% 1 Diagnose, 5,8% 2 Diagnosen und 2,2% mehr als 2 Diagnosen. Eine Aufstellung, die durch den hohen Anteil der ambulanten Einmalbehandlungsfälle (darunter bei den Kindern bis zu 14 Jahren 40%!) und die sonstigen leichteren nur kurzfristig behandelten Fällen sehr verspiegelt ist.

Schädel-Hirn-Trauma

Die 77 Todesfälle mit SHT hatten 285 Diagnosen, also 90,5% aller Diagnosen. Neun Fälle (12%) mit SHT hatten eine einzige Diagnose, 2 Diagnosen 22%, mehr als 2 Diagnosen 66%.

Unter den 285 Diagnosen der SHT-Fälle sind 124, also rund 44% auf den Schädelbereich bezogen (Tabelle 175).

Von den 77 SHT-Fällen verstarben 54 in den ersten Stunden nach Einlieferung. Im übrigen müssen bei den Mehrfachverletzten, besonders in Kombination mit Fettembolie, Bauch- oder Brustkorbverletzung, SHT und Todesursache nicht unbedingt identisch sein.

Verletzungen des Brustkorbs

Verletzungen des Brustkorbs bzw. seiner Höhle sind bei den Todesfällen selten. Nur 16 Diagnosen, kaum 5%, beziehen sich darauf, meist in Kombination mit einem SHT:

Ein Bruch des Brustbeins, 1 Fall mit Hämatothorax (SHT), 2 Fälle mit Hämatopneumothorax (SHT), 2 Fälle mit Verletzung größerer Lungengefäße (SHT), 2 Fälle von Pneumonie (Infarkt) (SHT). Auffallend gering ist der Anteil der Rippenbrüche: 5 Fälle mit Bruch einzelner Rippen (4 SHT) und 3 mit Rippenserienbrüchen (SHT).

Im gesamten Verletztengut der AUKH (00–99 Jahre) machen die Rippenbrüche 6,7% aller Frakturdiagnosen aus, das Brustbein nur 0,18%. Ansonsten sind die Rippenbrüche bei Kindern seltener als bei den Erwachsenen (s.S. 52).

Tabelle 173. Prozentsatz der tödlich verlaufenden SHT bei Kindern und Erwachsenen in den AUKH 1966–1976

	Kinder von 00–14 Jahre	Erwachsene von 15–99 Jahre
Alle Todesfälle	94 = 100%	3 445 = 100%
Davon SHT	77 = 85%	1 332 = 39%

Tabelle 174. Anzahl der Diagnosen bei den tödlich verlaufenden Fällen

Anzahl der Diagnosen pro Fall	Anzahl der Fälle und Prozente	
	Kinder von 00–14 Jahre	Erwachsene von 15–99 Jahre
1	21 = 23,3%	872 = 25,3%
2	18 = 19,1%	568 = 16,5%
3	16 = 17,0%	497 = 14,4%
4	16 = 17,0%	442 = 12,8%
5	11 = 11,7%	487 = 14,1%
6	1 = 1,1%	148 = 4,3%
7	6 = 6,4%	142 = 4,1%
8	3 = 3,2%	116 = 3,4%
9	1 = 1,1%	64 = 1,9%
10	1 = 1,1%	46 = 1,3%
11	–	29 = 0,8%
12	–	14 = 0,4%
13	–	7 = 0,2%
14	–	8 = 0,2%
15	–	4 = 0,1%
16	–	1 = 0,02%

Verletzungen der Wirbelsäule

Bei den 94 Todesfällen gibt es nur 2 Halswirbelsäulenverletzungen, davon 1 mit Querschnittsläsion.

Verletzungen der Bauchhöhle

Gegen das Schädel-Hirn-Trauma treten die Verletzungen im Bereich der Bauchhöhle mit nur 13 Fällen zahlenmäßig zurück (Tabelle 176). Bis auf 1 Fall (isolierte Zerreißung der Leber) sind alle mit einem SHT kombiniert. Sonst scheint bei rechtzeitiger Einlieferung und nicht allzu ausgedehnter Organzerstörung die Prognose bei isolierter Verletzung eines oder mehrerer Bauchorgane günstig zu sein.

Pfählung, Schuß und Stich mit Verletzung von Bauchorganen kamen unter den kindlichen Todesfällen *nicht* vor.

Gerade bei den Verletzungen der Abdominalorgane wirkt sich das Fehlen der Informationen aus dem Operationsbefund zur Beurteilung der Schwere des Falls nachteilig aus.

Tabelle 175. Die 285 Diagnosen der 77 tödlich verlaufenden SHT

Auf das SHT bezogen:

Schädeldach-Basisbruch	46
Commotio cerebri	1
Contusio cerebri	64
Epidurales Hämatom	1
Subdurales Hämatom	10
Schädelschuß	2
Summe	**124**

Nicht auf das SHT bezogen:

Zwerfellriß	1
Milzriß	2
Milz- und Darmriß	1
Leberriß	2
Darmriß	1
Gekröseriß	1
Rippenbruch	4
Rippenserienbruch	3
Hämatothorax	1
Hämatopneumothorax	2
Verletzung der Lungengefäße	2
Pneumonie (Infarkt)	2
Hüftverrenkung	1
Zentraler Hüftverrenkungsbruch	1
Oberschenkelbruch	18
Unterschenkelbruch	14
Schock	25
Fettembolie	8
Sonstige	72
Summe	**161**

Verletzungen des Beckens

Von den 7 Sitz- und Schambeinbrüchen war 1 Fall mit einem Milzriß und 1 Fall mit einem Leberriß kombiniert. Ein Darmbeinbruch und 1 Malgaignescher Beckenringverrenkungsbruch waren ohne gleichzeitige Verletzung der Bauchorgane.

Eine Hüftverrenkung war mit einem Milzriß und eine zentrale offene Hüftverrenkung mit einem Darmriß kombiniert. Eine Zerreißung der Schambeinfuge kam unter den Todesfällen nicht vor.

Verletzungen der Extremitäten (Tabelle 177)

Alle diese Verletzungen entstanden im Rahmen des polytraumatischen Geschehens. 19 Fälle mit Oberschenkelschaftbrüchen (20%), davon 1 Fall beidseits und 15 mit Unterschenkelbzw. Schienbeinschaftbrüchen (16%) erscheinen eigentlich wenig, wenn man bedenkt,

Tabelle 176. Polytrauma bei tödlich verlaufenden Bauch-
höhlenverletzungen

1 Zwerchfellriß		bei	9 Diagnosen
4 Milzrisse	1 Fall + Darm	bei	4 Diagnosen
	1		5
	1		8
	1		9
3 Leberrisse	1 Fall (ohne SHT)	bei	2 Diagnosen
	1		7
	1 + Niere		8
3 Darmrisse	1 Fall	bei	3 Diagnosen
	1 + Milz		4
	1 + Gekröse		8
1 Gekröseriß	1 Fall + Darm	bei	8 Diagnosen
1 Nierenriß	1 Fall + Leber	bei	8 Diagnosen

Tabelle 177. Extremitätenverletzungen

4	Oberarme
1	Ellbogengelenkverrenkungsbruch
1	Unterarmbruch
19	Oberschenkelbrüche
15	Unterschenkelbrüche

welche Gewalten auf den kindlichen Körper einwirken müssen, um ein Polytrauma mit tödlichem Ausgang zu erzeugen.

Traumatische Amputationen großer Gliedmaßen kamen unter den kindlichen Todesfällen nicht vor.

Fettembolie

Von den 94 kindlichen Todesfällen hatten 8 (8,5%) eine Fettembolie, von den gleichzeitigen 3 445 Todesfällen der Erwachsenen 203 (6%).

Der Aussagewert dieser statistischen Angabe ist eher gering, u.a. auch weil sicher nicht alle erst bei der Autopsie festgestellten Fettembolien als Diagnosenachtrag das EDV-Speichermedium erreichten.

Bei den Erwachsenen hatten 89% der Fälle mehr als 2 und 45% mehr als 5 Diagnosen. Bei den 00—14jährigen hatten alle mehr als 2 Diagnosen und ein Drittel mehr als 5 Diagnosen. Weiters besteht die Möglichkeit, daß vielleicht gar keine Zeit zur Ausbildung einer massiven Fettembolie bestand, zumal von den 55 polytraumatisierten Kindern mit mehr als 2 Diagnosen bereits 33 in den ersten Stunden nach der Einlieferung ins Krankenhaus verstarben (60%).

Von den 8 nachgewiesenen Fällen mit Fettembolie verstarben in den ersten Stunden 3 (37,5%).

Tabelle 178. Computerausdruck. Die kursiv gesetzte Schrift wurde verwendet, um die Codeziffern und Textabkürzungen zu erklären

Diagnosenanzahl: 6

	Tod	S	Z	RE	VA	S	Z	RE	VA	S	Z	RE	VA	S	Z	RE	VA
1. Fall 049925	3	0	1	02	61	0	1	27	67	0	1	29	69	2	1	32	70

Klartext

1. Fall *6a w*	*Tod i.d.* *1. Std.* *n. Einl.*	*Gehirn-* *contusion*	*Lungengefäß-* *zerreißung*	*Schock*	*Oberarm-* *schaftbruch*

Diagnosenanzahl: 7

	Tod	S	Z	RE	VA	S	Z	RE	VA	S	Z	RE	VA	S	Z	RE	VA
1. Fall 018749	3	0	1	06	70	0	1	10	70	0	1	29	69	2	1	32	70
2. Fall 0277646	1	0	1	02	61	2	4	02	70	0	1	29	69	0	1	61	03
3. Fall 028594	1	0	1	02	61	0	4	07	21	0	1	07	70	0	1	29	69
4. Fall 010340	1	0	1	02	61	0	1	02	69	2	1	04	70	0	4	05	70
5. Fall 015799	1	0	1	02	61	0	1	02	69	2	4	07	21	2	4	42	70

Klartext

1. Fall *10a w*	*Tod i.d.* *1. Std.* *n. Einl.*	*Gehirn-* *contusion*	*Schädel-* *dachbruch*	*Schock*	*Oberarm-* *schaftbruch*
2. Fall *7a w*	*Tod war* *Unfall-* *folge*	*Gehirn-* *contusion*	*Stirnbein-* *bruch*	*Schock*	*Lenden-* *gegend-* *hämatom*
3. Fall *11a w*	*Tod war* *Unfall-* *folge*	*Gehirn-* *contusion*	*Hinterhaupt-* *wunde*	*Hinterhaupt-* *bruch*	*Schock*
4. Fall *6a w*	*Tod war* *Unfall-* *folge*	*Gehirn-* *contusion*	*Fettembolie*	*Oberkiefer-* *bruch*	*Offener Unter-* *kieferbruch*
5. Fall *10a m*	*Tod war* *Unfall-* *folge*	*Gehirn-* *contusion*	*Fettembolie*	*Hinterhaupt-* *wunde*	*Offener Vorder-* *armbruch*

Diagnosenanzahl: 8

	Tod	S	Z	RE	VA	S	Z	RE	VA	S	Z	RE	VA	S	Z	RE	VA
1. Fall 009877	1	0	1	02	61	0	1	02	63	0	1	06	70	0	1	29	69
2. Fall 020940	3	0	1	02	61	0	1	10	70	0	1	27	67	0	1	29	69
3. Fall 010236	1	1	4	02	21	0	1	02	61	1	1	25	53	0	1	29	69

S	R	RE	VA		S	Z	RE	VA
0	1	60	02		2	1	76	70

Bauch-prellung	Oberschenkel schaftbruch

S	Z	RE	VA		S	Z	RE	VA		S	Z	RE	VA
0	1	60	02		1	1	76	70		2	1	84	70
0	1	66	73		1	1	75	70		2	1	84	70
1	4	76	21		1	1	76	70		1	4	8M	70
0	4	08	21		1	1	25	70		0	1	60	89
2	1	68	70		1	1	84	70		2	1	87	70

Bauch-prellung	Oberschenkel-schaftbruch	Unter-schenkel-bruch	
Beckenver-renkungsbruch	Oberschenkel-bruch sub. trochant.	Unterschenkel-bruch	Tod nach 4 Tagen
Oberschenkel-wunde	Oberschenkel-schaftbruch	Offener Schien-beinbruch	Tod nach 2 Tagen
Lippenwunde	Rippenbruch	Leberriß	Tod nach 4 Tagen
Darmbein-bruch	Unterschenkel-bruch	Äuss. Knöchel-bruch	Tod nach 2 Tagen

S	Z	RE	VA		S	Z	RE	VA		S	Z	RE	VA		S	Z	RE	VA
0	1	60	03		0	1	61	89		2	1	67	70		1	1	84	70
1	1	60	86		0	1	60	89		1	1	67	70		1	1	76	70
0	1	60	85		0	1	60	88		0	1	61	03		1	1	75	70

Tabelle 178 (Fortsetzung)

Klartext

1. Fall *9a w*	*Tod war* *Unfall-* *folge*	*Gehirn-* *contusion*	*Epidurales* *Hämatom*	*Schädeldach-* *bruch*	*Schock*
2. Fall *12a m*	*Tod i.d.* *1 Std.* *n. Einl.*	*Gehirn-* *contusion*	*Schädel-* *basisbruch*	*Lungengefäß-* *zerreißung*	*Schock*
3. Fall *8a w*	*Tod war* *Unfall-* *folge*	*Schock*	*Gehirn-* *contusion*	*Stirnwunde*	*Darmriß*

Diagnosenanzahl: 9

	Tod	S Z RE VA	S Z RE VA	S Z RE VA	S Z RE VA
1. Fall 018385	3	0 1 02 61	0 1 1L 75	2 1 20 70	3 1 25 82

Klartext

1. Fall *13a m*	*Tod i.d.* *1 Std.* *n. Einl.*	*Gehirn-* *contusion*	*I. oder II.* *Halswirbel-* *bruch (ohne* *Dens)*	*Brustbeinbruch*	*Hämato- u.* *Pneumothorax*

Schock

Bietet die Fettembolie in unserer Serie nebst der geringen Anzahl mehr Fragen als Aufschlüsse, so gilt Ähnliches auch beim Schock.

Es steht außer Zweifel, daß die Stellung der Diagnose „Schock" für den Verletzten von erheblicher Bedeutung ist und der Vermerk darüber unbedingt in den konventionellen wie auch in den EDV-Teil eines medizinischen Nachrichtensystems gehört. Tatsächlich wird diese Diagnose aber *mehr als spärlich* angegeben. Bei unseren 94 Todesfällen nur 27mal (kaum 29%), davon bei jenen 50: „In den ersten Stunden nach der Einlieferung verstorben", nur 16mal (32%). Bei den einwandfrei Polytraumatisierten unter den Todesfällen mit 4 Diagnosen in 20%, mit 5 Diagnosen in 55%, mit 6 Diagnosen wieder zu 100%, aber nie bei den 8 Fällen mit Fettembolie.

Bei den Überlebenden unseres gesamten Verletzungsguts (alle 00—99jährigen) ist die Zahl natürlich noch geringer; kaum in 1,8% aller frischen stationär behandelten Fälle.

Dabei steht die *erfolgreiche Primärbehandlung* der Intensivstationen außer Zweifel; aber gerade diese Tätigkeit und ihr Erfolg bewirkt, daß der passagere, flüchtige Zustand des Schocks so außer Evidenz gerät, daß bei der Dokumentierung einfach Leerstellen im konservativen Krankenblatt entstehen, die zwangszweise von dort auch auf die EDV übergehen müssen. Es scheinen also Schock und Fettembolie noch in gleicher Weise Stiefkinder der medizinischen Dokumentation zu sein.

Bauckdecken- hämatom	Milzriß	Scham- u. Sitz- beinbruch	Unterschenkel- bruch	
Nierenver- letzung	Leberriß	Sitz- u. Scham- beinbruch	Oberschenkel- bruch	
Gekröseriß	Lendengegend- hämatom	Oberschenkel- bruch subtroch.	Infarct- pneumonie	Tod nach 68 Tagen

S Z RE VA	S Z RE VA	S Z RE VA	S Z RE VA	S Z RE VA
2 1 27 67	0 1 29 69	0 1 60 84	0 1 61 89	1 1 70 75

Lungengefäß- zerreißung	Schock	Zwerchfellriß	Milzriß	Hüftverrenkung rechts

Polytrauma

In der medizinischen Dokumentation der AUVA beginnt das Polytrauma im Sinne des Wortes mit der Feststellung: „*Mehr* als 2 Diagnosen". Unabhängig von dieser typischen Formulierung aus der Mengenlehre ist der Begriff weniger mit der numerischen Quantität, als mit der medizinischen Bedeutung dieser „mehr als 2" Diagnosen verknüpft. Die Anzahl der Verletzungen allein ist eher ein Indikator für die Stärke und komplexe Art der Gewalteinwirkung und wohl nur indirekt für die Lebensbedrohung bzw. Prognose. Viele Diagnosen, sprich Verletzungen, können sich in ihrer Wirkung auch potenzieren. Aber dazwischen liegen zahlreiche Fälle mit „vielen" Knochenbrüchen usw., die kaum jemand für schwerverletzt ansehen würde.

Zu welcher extremen Summierung von schweren Verletzungen es bei Kindern bis zu 14 Jahren bei tödlichem Ausgang kommen kann, zeigt die folgende auszugsweise Wiedergabe eines Computerausdrucks (Titel: Anzahl der Fälle, Anzahl der Diagnosen) (Tabelle 178). Alle 10 Fälle entstanden im motorisierten Straßenverkehr.

Ansonsten sind die Überlebenschancen der vielfachverletzten Kinder nicht ungünstig, wie Tabelle 179 zeigt.

Unter den 00—14jährigen hatte kein Fall mehr als 10 Diagnosen, unter den 15—99jährigen war die höchste Diagnosezahl eines Falles 16.

Tabelle 179. Anzahl der Diagnosen und Überlebensrate

Anzahl der Diagnosen	Anzahl der Fälle	Davon Verstorbene	Überlebensrate in %
6	30	1	97
7	26	5	81
8	11	3	73
9	2	1	50
10	1	1	0
Summe	70	11	
%	100,0	15,7	

Finanzielle Aufwendungen für die Behandlung

Um einen Überblick über die Behandlungskosten bei Kinderunfällen zu bekommen, wurden die 27 128 Kinderunfälle, die in den 6 Unfallkrankenhäusern Österreichs im Jahre 1977 behandelt wurden, ausgewertet.

Ambulante Behandlungskosten

Im Zuge der Rationalisierung der Verrechnung wurde auf Grund eines langjährigen Durchschnitts für die ambulante Behandlung ein einheitlicher Kostenersatz festgelegt. Dieser betrug im Jahre 1977 pro Behandlungsfall — unabhängig von der Dauer der ambulanten Behandlung und unabhängig vom Kostenaufwand — einheitlich ö Sch. 851,25.

Stationäre Behandlungskosten

Der Kostenersatz für die stationäre Behandlung wurde ebenfalls unabhängig vom jeweiligen Kostenaufwand nach langjährigen Durchschnittswerten festgelegt, jedoch pro Tag stationären Aufenthalts. Dieser Tagessatz betrug 1977 ö. Sch. 1 355,14.

Die Behandlungskosten der 27 128 Kinderunfälle des Jahres 1977 betrugen insgesamt 44 846 630,94 ö. Sch. (Tabelle 180).

Die höchsten Behandlungskosten beim Sport entstehen durch das Skifahren (Tabelle 181).

Von Interesse erscheint, daß die Unfälle beim Sport bei Kindern von 00—14 Jahren im *Berichtszeitraum 1977* 28,45% aller Unfälle ausmachen; bei den Erwachsenen hingegen von 15—99 Jahren im gleichen Zeitraum nur 11,38% (Tabelle 182).

Die höchsten Behandlungskosten pro Fall finden sich bei der Unfallursache Straßenverkehr und die geringsten beim Fußball (Tabelle 183—186).

Einen weiteren Hinweis über die Schwere der Verletzungen ergibt die Anzahl der stationären Behandlungstage (Tabelle 187 und 188). Während der Straßenverkehr pro Fall im Durchschnitt 4,52 stationäre Behandlungstage aufweist, sind es beim Fußball nur 0,26 Tage.

Tabelle 180. Behandlungskosten in ö. Sch. und Unfallursachen

Unfallursache	Anzahl der Fälle	%	Gesamtkosten der stat. und amb. Behandlung	%-Anteil von den Gesamtkosten
Straßenverkehr	548	2,0	3 738 071,78	8,33
Sport	7 720	28,5	14 241 741,90	31,76
Andere Ursachen	18 860	69,5	26 866 847,26	59,91
Gesamt	27 128	100,0	44 846 630,94	100,0

Tabelle 181. Behandlungskosten der Sportunfälle

Unfallursache	Anzahl der Fälle	%	Gesamtkosten der stat. und amb. Behandlung
Ski	2 240	8,25	7 370 724,48
Fußball	1 226	4,52	1 475 921,66
Sonstiger Sport	4 254	15,68	5 395 095,76

Tabelle 182. Sportunfälle 1977

	00—14 Jahre		15—99 Jahre	
Sportart	Anzahl der Fälle	%-Anteil von allen Unfällen	Anzahl der Fälle	%-Anteil von allen Unfällen
Ski	2 240	8,25	5 816	3,89
Fußball	1 226	4,52	5 294	3,54
Sonstiger Sport	4 254	15,68	5 909	3,95
Gesamt	7 720	28,45	17 019	11,38

Tabelle 183. Kosten der ambulanten und stationären Behandlung pro Fall im Durchschnitt

Unfallursache	Behandlungskosten pro Fall im Durchschnitt in ö. Schillingen
Straßenverkehr	6 821,24
Sport	1 920,86
Andere Ursachen	1 653,15
Gesamt	10 395,25

Tabelle 184. Behandlungskosten pro Fall im Durchschnitt bei
Sportunfällen

Unfallursache	Behandlungskosten pro Fall im Durchschnitt in ö. Schillingen
Ski	3 290,50
Fußball	1 203,85
Sonstiger Sport	1 268,24

Tabelle 185. ± der Behandlungskosten im
Durchschnitt pro Fall

Unfallursache	ö. Schillinge
Straßenverkehr	+ 5 168,00
Sport	+ 267,71
Andere Ursachen	− 182,00
Gesamtdurchschnitt	1 653,15

Tabelle 186. ± der Behandlungskosten im
Durchschnitt pro Fall bei Sportunfällen

Unfallursache	ö. Schillinge
Ski	+ 1 653,00
Fußball	− 450,00
Sonstiger Sport	− 182,00

Tabelle 187. Stationäre Behandlungskosten

Unfallursache	Anzahl der stat. Tage		Kosten in ö. Schillingen	
	Gesamt	$\emptyset$ pro Tag	Gesamt	$\emptyset$ pro Fall
Straßenverkehr	2 477	4,52	3 356 681,78	6 125,33
Sport	5 660	0,73	7 670 092,40	993,53
Andere Ursachen	8 284	0,43	11 225 979,76	595,23
Gesamt	16 421	0,60	22 252 753,94	820,28

Tabelle 188. Stationäre Behandlungskosten der Sportverletzungen

Unfallursache	Anzahl der stat. Tage		Kosten in ö. Schillingen	
	Gesamt	Ø pro Fall	Gesamt	Ø pro Fall
Ski	4 032	1,80	5 463 924,48	2 439,25
Fußball	319	0,26	432 289,66	352,60
Sonstiger Sport	1 309	0,30	1 773 878,26	416,99

Zusammenfassung

In einem Zeitraum von 11 Jahren (1966–1976) waren von 1 999 921 behandelten Verletzten, die alle durch die Elektronische Datenverarbeitung (EDV) erfaßt wurden, 263 166 Kinder im Alter von 00–14 Jahre (13,2%).

Der bei der Verschlüsselung benützte Code wurde bereits 1956 von Krotscheck zusammengestellt und hat auch heute noch Gültigkeit. Seine *Einfachheit* ist verblüffend und dadurch ist er Gerant für die Datenerfassung über lange Zeiträume und alle Wechselfälle sachlicher und personeller Natur hinweg. Dieser Code ist als *exakter* anzusehen, *als die* von der Weltgesundheitsorganisation (WHO) herausgebrachte *Internationale Statistische Klassifikation.*

Bei der Internationalen Statistischen Klassifikation (WHO) wurde mit 1.1.1979 bereits die 9. Revision als verbindlich erklärt. Im Kapitel XVII sind die Verletzungen enthalten. Nach wie vor gibt es bei vielen Knochenbrüchen keine exakten Merkmale, wie z.B. Unterschenkelschaftbruch, isolierter Schienbeinbruch usw. Bei Kinderunfällen fehlen z.B. die traumatischen Epiphysenlösungen oder -frakturen.

Bei einer neuerlichen Revision des Code der Internationalen Statistischen Klassifikation sollte ein den Tatsachen entsprechender Code geschaffen werden.

Die Anzahl der Unfälle bei Kindern nimmt mit zunehmenden Lebensjahren stetig zu. Das Maximum der Unfallhäufigkeit findet sich jedoch in der Altersgruppe von 20–29 Jahre, um dann laufend wieder abzusinken.

Während von den verletzten Kindern nur 6% stationär behandelt wurden, war dies bei den Erwachsenen in 13,2% der Fall.

Im Code nach Krotscheck werden *5 Unfallursachen* unterschieden: Straßenverkehr, Ski, Fußball, sonstiger Sport und andere Ursachen. Unter dem Begriff „andere Ursachen" sind *alle* Unfallursachen außer den vorher genannten zusammengefaßt. Auffallend hoch sind die Verletzungen durch den Sport mit 22,7%, während die durch den Straßenverkehr verursachten nur 2,0% betragen.

Die meisten Unfälle bei Kindern ereignen sich in den Monaten Mai und Juni. Dies ist sicher durch die Jahreszeit bedingt, da die Kinder die doch einigermaßen sicheren Wohnungen verlassen und ihre Freizeit, sei es zum Spiel oder Sport, in einer nach den langen Wintermonaten ungewohnten freien Umgebung verbringen.

An Hand der Kostenaufstellung (s.S. 131) kann man aussagen, daß sich die wenigsten Unfälle bei Kindern im Straßenverkehr ereignen, jedoch pro Fall die höchsten Behandlungskosten aufweisen, worauf auf die Schwere der Verletzungen geschlossen werden kann.

Bei der Sportausübung entstehen die wenigsten und auch die leichtesten Verletzungen beim Fußball, die schwersten beim Skifahren. Die Kosten der Skiunfälle machten allein

138

16,43% *aller* Behandlungskosten und 51,76% aller Kosten der Sportunfälle aus. Diese Tatsache erscheint versicherungstechnisch von Bedeutung.

Für Kinder wird *Unfallverhütung* praktisch nur für den Straßenverkehr betrieben, sei es durch Verkehrserziehung, Aufklärung durch die Polizei und anderer staatlicher und privater Stellen, sei es im Wort, Bild oder Schrift.

Beim Sport hingegen liegen Unfallverhütung und -prophylaxe noch im argen, obwohl die Sportunfälle, und besonders die durch das Skifahren, eine steigende Tendenz aufweisen. Durch die Industrie werden alljährlich neue Ausrüstungen und Geräte auf den Mark gebracht, die durch entsprechende Reklame von der Bevölkerung gekauft werden.

Bereits bei der Ausrüstung müßte mit der *Unfallverhütung* begonnen werden. Genauso wie es ein Kuratorium für Verkehrssicherheit gibt, müßte ein *Kuratorium für Sportsicherheit* geschaffen werden, die die neu auf den Markt gekommenen Geräte und Ausrüstungen überprüft, Fehler und Mängel, aber auch Güte in objektiver Weise feststellt und die entsprechenden Empfehlungen ausgibt. Weiters ist der Zustand der Sportanlagen, der Sporthallen und der Skipisten auch bezüglich der Sicherheit des Sportausübenden zu überprüfen. Die Behebung dieser Mängel, die ja in der Regel Geld kosten, müßten von mit entsprechenden Vollmachten ausgestatteten Organen überprüft werden können.

Bestehende Pistenordnungen sind z.B. sinnlos, wenn ihre Befolgung nicht überwacht wird und bei entstandenen Schäden eine gerichtliche Bestrafung des Schadensverursachers nicht möglich ist.

Das Kind selbst muß vom Sportlehrer auf die jeweilige Sportart durch Training vorbereitet und auf die entsprechende Gefahren oder deren Möglichkeiten *hingewiesen* werden. Denn jede Sportart hat ihre „typischen" Verletzungsformen. Es ist interessant zu beobachten, daß es bei Änderung der Technik der Sportausübung oder durch Änderung der Sportgeräte oder schon des Zubehörs auch zu einer Änderung der Verletzungsformen kommt, die dann wieder für diese neue Technik oder für das geänderte Sportgerät typisch werden.

Das hier dargelegte Zahlenmaterial von kindlichen Unfällen von 00—14 Jahre soll nicht nur für den Unfallchirurgen von Interesse sein, sondern es soll vor allem die Grundlage bilden und Anregung sein, wie gezielte Unfallprophylaxe und -verhütung verwirklicht werden können: *Dazu seien die verantwortlichen Stellen aufgerufen!*

Literatur

1 Ansorg P (1971) Ursachen und Folgen stationär behandelter kindlicher Unfälle. Beitr. Orthop 18: 609–618
2 Arenz I (1972) Extremitätenfrakturen im Kindesalter, verursacht durch Sport und Spiel. Wien Med Wochenschr 84: 581–582
3 Borm D (1961) Unfälle im Kindesalter. Übersicht über 10 Jahre (1949–1958). Bruns Beitr Klin Chir 203: 221–233
4 Engler I (1967) Die Unfälle im Kindesalter. Z Kinderchir 4: 48–58
5 Gramm H (1961) Über die Häufigkeit tödlicher Kinderunfälle. Hefte Unfallheilkd 66: 48–58
6 Gruennagel H (1967) Unfälle im Kindesalter, ein Jahresbericht stationär behandelter Unfälle vom Neugeborenenalter bis zum 14. Lebensjahr. Dtsch Med Wschr 92: 141–146
7 Hanlon C (1954) Fractures in childhood – A statistical analysis. Am J Surg 87: 312–323
8 Hecker C (1967) Zur Wiederherstellungschirurgie unfallverletzter Kinder – Analyse und Ergebnisse von 2 713 stationären Fällen. Kapsel 24: 867–884
9 Holzner H (1958) Der Unfall im Kindesalter. Dtsch Gesundh Wesen 13: 1153–1163
10 Höpner F (1973) Analyse letal verlaufender Verletzungen im Kindesalter. Münch Med Wochenschr 115: 386–389
11 Kiszel S: Die lateinische Diagnose in der Unfallchirurgie und ihren Grenzgebieten, 2. Aufl. Allgemeine Unfallversicherungsanstalt Österreichs, Wien
12 Keddy J (1964) Zit nach Vest
13 Krebs H (1960) Frakturen bei Neugeborenen und Kindern. Arch Orthop Unfallchir 52: 413–437
14 Lichtenberg R (1954) A study of 2 532 fractures in children. Am J Surg 87: 330–338
15 Marcusson H (1970) Der Unfall im Kindes- und Jugendalter. Verlag Volk u Gesundheit, Berlin
16 Müller E (1957) Sportunfälle und ihre soziale Bedeutung. Münch Med Wochenschr 99: 1641–1643
17 Panzner R (1966) Unfallhäufigkeit im Kindesalter. Beitr Orthop 13: 348–354
18 Popper L (1974) Unfälle im Kindesalter, Bd 27. Soziale Sicherheit 257–260
19 Streicher H (1957) Bericht über 1 500 kindliche und jugendliche Frakturen. Hefte Unfallheilkd 55: 129–134
20 Vest M (1966) Statistische Untersuchungen zur Unfallmortalität und -morbidität im Kindesalter. Schweiz Med Wochenschr 96: 687–698
21 Weiß H (1978) Computerunterstützte Basisdokumentation an der Unfallchirurgischen Klinik der Medizinischen Hochschule Hannover, Chirurg 49: 390–394
22 Zimmer E (1939) Das Brustbein und seine Gelenke, Thieme, Leipzig

Die Frakturenbehandlung bei Kindern und Jugendlichen

Herausgeber: B. G. Weber, C. Brunner, F. Freuler
Unter Mitarbeit von zahlreichen Fachwissenschaftlern

Korr. Nachdruck. 1979. 462 Abb. X, 414 Seiten
Gebunden DM 278,–
ISBN 3-540-08299-9

Inhaltsübersicht: Histomorphologische und physiologische Grundlagen des Skeletwachstums. – Frakturheilung am ausgereiften und am wachsenden Skelet. – Die Behandlung von Frakturen beim Kind und Jugendlichen. – Geburtstrauma, Thoraxtrauma, Abdominal- und Mehrfachverletzungen, Kindesmißhandlung. – Frakturen des Clavicula und der Scapula. – Frakturen am proximalen Humerus. – Humerusschaftfrakturen. – Fraktur des Epicondylus medialis. – Supracondyläre Humerusfrakturen. – Ellbogenbrüche. – Vorderarmschaftfrakturen. – Distale Vorderarmfrakturen. – Frakturen am Handskelet. – Frakturen und Luxationen der Wirbelsäule. – Frakturen des Beckens und des Acetabulums. – Frakturen am proximalen Femur. – Femurschaftfrakturen. – Frakturen im Kniegelenkbereich. – Die proximale metaphysäre Tibiafraktur. – Unterschenkelfrakturen. – Frakturen der Malleolengegend. – Talus- und Calcaneusfrakturen. – Mittelfuß-, Vorfuß- und Zehenfrakturen. – Amputationen bei Kindern. – Schlußbetrachtung und Zusammenfassung. – Sachverzeichnis.

Aus den Besprechungen: "Nur selten findet man medizinische Bücher mit einem so straffen, kritischen und sorgfältigen Aufbau. Jedem Chirurgen, der Kinderfrakturen zu behandeln hat, kann dieses Werk zum intensiven Studium empfohlen werden. Die Eltern der Kinder werden es ihm danken." *Hamburger Ärzteblatt*

"Zusammenfassend kann gesagt werden, daß dieses Buch in jede Bibliothek des orthopädischen Unfallchirurgen gehört, weil auch der Erfahrene aus ihm das eine oder andere noch lernen oder es bei besonders komplizierten Fällen eine Hilfe sein kann für die notwendige zielstrebige Therapie. – Den Autoren kann man zu diesem Werk nur gratulieren. – Ein besonderes Lob gehört aber auch dem Verlag, der keine Unkosten gescheut hat, dieses Werk mit Bildern zu illustrieren und damit den Wert besonders zu unterstreichen." *Archiv für orthopädische und Unfall-Chirurgie*

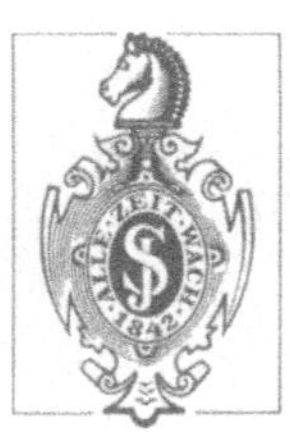

Springer-Verlag
Berlin
Heidelberg
New York

Hefte zur Unfallheilkunde

Beihefte zur Zeitschrift „Unfallheilkunde/Traumatology"
Herausgeber: J. Rehn, L. Schweiberer

139. Heft: U. Lanz
Ischämische Muskelnekrosen
1979. 34 Abb., 11 Tab. VII, 72 Seiten
DM 38,–
ISBN 3-540-09436-9

140. Heft: **Frakturen und Luxationen im Beckenbereich.** 12. Reisensburger Workshop zu Ehren von
A. N. Witt 15.–17. Februar 1979
Herausgeber: C. Burri, A. Rüter
Mit Beiträgen zahlreicher Fachwissenschaftler
1979. 1 Porträt, 136 Abb., 87 Tab. XIII, 262 Seiten
DM 58,–
ISBN 3-540-09647-7

141. Heft: **14. Tagung der Österreichischen Gesellschaft für Unfallchirurgie**
6. bis 7. Oktober 1978. Salzburg
Krongreßbericht im Auftrage des Vorstandes zusammengestellt von A. Titze
1980. 281 Abb., 74 Tab. XVII, 319 Seiten
DM 108,–
ISBN 3-540-09878-X

142. Heft: P. Hertel
Verletzung und Spannung von Kniebändern
Experimentelle Studie
1980. 61 Abb., 25 Tab. VII, 94 Seiten
DM 40,–
ISBN 3-540-09847-X

143. Heft: **Antibiotica-Prophylaxe in der Traumatologie**
Von D. Stolle, P. Naumann, K. Kremer, D. A. Loose
1980. 1 Abb., 7 Tab., IX, 55 Seiten
DM 23,–
ISBN 3-540-09851-8

144. Heft: J. Harms, E. Mäusle
Biokompatibilität von Implantaten in der Orthopädie
1980. 63 Abb., 12 Tab. IX, 119 Seiten
DM 54,–
ISBN 3-540-09852-6

145. Heft: G. Lob
Chronische posttraumatische Osteomyelitis
Tierexperimentelle und klinische Untersuchungen
zu einer oralen antibakteriellen Vaccination
1980. 19 Abb., 23 Tab. IX, 108 Seiten
DM 48,–
ISBN 3-540-09946-8

146. Heft: J. Rehn, H. P. Harrfeldt
Behandlungsfehler und Haftpflichtschäden in der Unfallchirurgie
1980. V, 40 Seiten
DM 15,–
ISBN 3-540-09896-8

147. Heft: L.-J. Lugger
Der Wadenbeinschaft
1980. 69 Abb., 10 Tab.
VIII, 100 Seiten
DM 38,–
ISBN 3-540-10421-6

148. Heft
3. Deutsch-Österreichisch-Schweizerische Unfalltagung in Wien
3.–6. Oktober 1979
43. Jahrestagung der Deutschen Gesellschaft für Unfallheilkunde e. V.
15. Jahrestagung der Österreichischen Gesellschaft für Unfallchirurgie
65. Jahresversammlung der Schweizerischen Gesellschaft für Unfallmedizin und Berufskrankheiten
Kongreßbericht zusammengestellt von V. Vécsei, J. Probst, A. Richon
1980. 313 Abb., 251 Tab. XLVII, 895 Seiten
(42 Seiten in Englisch).
DM 136,–
ISBN 3-540-10156-X

149. Heft:
Verletzungen der Wirbelsäule
13. Reisensburger Workshop zu Ehren von
H. Willenegger
14.–16. Februar 1980
Herausgeber: C. Burri, A. Rüter
Unter Mitarbeit zahlreicher Fachwissenschaftler
1980. 1 Porträt, 168 Abb., 38 Tab. XIII, 270 Seiten
DM 64,–
ISBN 3-540-10202-7

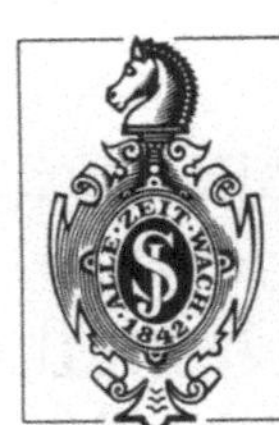

Springer-Verlag
Berlin
Heidelberg
New York